CONSIDÉRATIONS

Médico-légales sur l'Avortement,

SUIVIES DE QUELQUES RÉFLEXIONS

SUR LA

LIBERTÉ DE L'ENSEIGNEMENT

MÉDICAL,

A PROPOS D'UN PROCES EN COUR D'ASSISES;

PAR M. HALMAGRAND,

DOCTEUR EN MÉDECINE, MÉDECIN A ORLÉANS, PROFESSEUR D'ANATOMIE, DE PHYSIOLOGIE, DE MÉ-
DECINE OPÉRATOIRE, D'ACCOUCHEMENS, D'EMBRYOLOGIE ET DU MALADIES DES FEMMES A
L'ÉCOLE PRATIQUE DE LA FACULTÉ DE MÉDECINE DE PARIS, PROFESSEUR DE PHY-
SIOLOGIE A L'ATHÉNÉE ROYAL DE PARIS, MEMBRE DE LA SOCIÉTÉ PHRÉ-
NOLOGIQUE, DE LA SOCIÉTÉ LIBRE DES BEAUX-ARTS EN QUALITÉ
DE PROFESSEUR D'ANATOMIE PITTORESQUE; MEMBRE DE
LA COMMISSION DU CHOLÉRA-MORBUS DE LONDRES;
DE LA SOCIÉTÉ MÉDICO-CHIRURGICALE DE
WESTMINSTER; MÉDECIN DE LA
SOCIÉTÉ DES SECOURS
MUTUELS, ETC.

Res judicata pro veritate habetur.
Non bis in idem.

Après un verdict d'acquittement, il n'y
a plus de coupable que l'accusation.

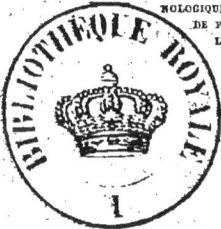

PARIS.

CHEZ J.-B. BAILLIÈRE, LIBRAIRE DE L'ACADÉMIE ROYALE DE MÉDECINE,
RUE DE L'ÉCOLE DE MÉDECINE, 13 BIS;

A LONDRES, MÊME MAISON, 219, REGENT-STREET;

A ORLÉANS, CHEZ LES PRINCIPAUX LIBRAIRES ET CHEZ
L'AUTEUR, RUE DU FOUR-A-CHAUX, 5.

—

1844.

IMPRIMERIE DE DANICOURT ET PAGNERRE, A ORLÉANS.

A MM. LES MEMBRES DE L'ACADÉMIE ROYALE DE MÉDÉCINE.

MESSIEURS,

NÉ à Paris, après mes premières classes je me livrai avec ardeur à l'étude des sciences médicales. On me vit parmi les élèves qui suivirent avec assiduité les Béclard, les Dupuytren, les Laennec et tant d'autres qu'il me serait si honorable de nommer.

Mes travaux dans les sciences médicales furent excités par l'exemple et la réputation d'un savant modeste connu de vous tous. C'était l'abbé Halma, ami de Fourcroy, de Vauquelin et de Chaussier, traducteur des œuvres de Ptolémée. C'est à la bienveillante amitié dont m'honorait cet homme si érudit que je dois d'avoir été en contact avec les personnages les plus savans de son époque.

A peine reçu docteur je me livrai à l'enseignement. Je cherchai à donner des preuves de mon dévoûment pour les élèves. Le premier je fis un cours gratuit d'anatomie, c'est assez dire que mes leçons furent suivies par de nombreux auditeurs; je me consacrai alors complètement à l'enseignement et à l'observation clinique.

De retour d'Angleterre, où j'avais été observer le Choléra, je vins à Paris payer mon tribut de dévoûment à mes concitoyens, au moment où ce fléau accablait la population parisienne. Signalé pour mes services par l'autorité, je n'en reçus aucun encouragement.

Ma conduite, mes études et mes succès m'attirèrent l'attention de l'un d'entre vous, Messieurs; un membre de l'Académie royale de médecine me fit l'honneur de me donner sa fille. Le docteur Maygrier me choisit pour son gendre.

En 1841, des misérables ont voulu ternir mes travaux, briser mon avenir. La fille de Maygrier, épouse et mère, n'a pu résister à ce choc, elle y a succombé !...

Je désirais avec cette modestie, mais aussi avec cette franchise qui vous plaît, vous soumettre dans une lecture les questions médico-légales qui avaient été invoquées pour me détruire. Je n'ai pu y réussir : une barrière infranchissable a été élevée entre vous et moi; permettez-moi, Messieurs, de vous adresser ce Mémoire par la voie de la presse. Ma confiance en vous, en votre impartiale érudition, est immense ! Mes malheurs s'adoucissent déjà en pensant que ces lignes vous parviendront.

J'ai l'honneur d'être avec le plus profond respect,

Messieurs,

Votre très-humble confrère,

Halmagrand

En-dehors des raisons générales, les plus puissantes pour moi, j'ai eu dans mon procès des erreurs si graves à relever, des omissions si énormes à dénoncer, que le soin de ma dignité personnelle me force d'élever la voix. Si l'on eût seulement attaqué ma liberté je pourrais encore me taire ; mais on a blessé au vif mon honneur et mon droit : devant un tel abus de la force, la résignation serait un crime, le silence une lâcheté.

Je me hâte d'ajouter que la relation des faits contenus dans ce mémoire est la seule exacte, la seule fidèle. Il fallait bien enfin lever le voile impénétrable qui couvrait cette singulière affaire de

— 6 —

ténèbres favorables à l'accusation. Je devais la vérité à mes confrères et à mon pays ; je la leur apporte (1).

Cette rectification des faits devenait d'autant plus nécessaire
que les journaux *le Droit*, *la Gazette des Tribunaux*, *les
Débats* et surtout *le Messager* (j'en suis fâché pour eux), ont subi
dans le compte-rendu de mon procès des influences. Quand donc
les journaux auront-ils le courage de se mettre au-dessus des partis, pour juger sainement et gravement les questions de droit ?
jusques à quand les feuilles se feront-elles à elles-mêmes l'injure de
se croire solidaires des fautes et des méprises du ministère public !

Par l'ensemble des faits contenus dans cet écrit je ne doute pas que
le lecteur n'apprécie parfaitement la conduite suivie à mon égard.

Mais j'aime mieux abandonner la charge d'accusateur, quitte
d'ailleurs à y revenir ensuite ; mais avant tout je me plais à offrir
ici mes remercimens aux confrères qui m'ont entouré, dans cette
circonstance, de leur généreux appui, et surtout à MM. Moreau,
Capuron, Londe, Gibert, Baudelocque, Lebreton, dont les
témoignages valaient à eux seuls un acquittement. Je dois également un hommage de reconnaissance au talent de MM. Pijon et
Wollis pour avoir noblement soutenu ma défense. J'ai été honoré
de toutes les marques de faveur et de sympathie qui fortifient dans
le cœur d'un accusé le sentiment de son innocence : grâces en
soient rendues à l'auditoire intelligent qui suivait les débats !

_____

(1) Je vois ici réunis autour de nous 5 ou 600 auditeurs, tous gens de
bien, je le crois ; je n'en vois pas un qui ne se soit formé une opinion sur
l'affaire qui vous est soumise, qui, avant vous n'ait déjà porté son
jugement. Eh bien ! la main sur la conscience, y a-t-il ici une
seule personne qui ait pu juger en connaissance de cause ? c'est impossible, car nul ne connaît l'instruction, les procès-verbaux ; tout le monde
a jugé au hasard, suivant ses impressions, ses passions, suivant les
inspirations de l'esprit de parti. Que quelqu'un me réponde et me dise
j'ai examiné, j'ai pesé..... Personne, messieurs !

(Paroles de Michel de Bourges. — *Loiret* du 2 mars 1844.)

Ce concours de nobles adhésions m'a surtout été cher, parce qu'il flétrissait dans sa racine le reproche si grossier de l'acte d'accusation. *Ma fortune*, disait-il, *était précaire !* comme si l'on devait me juger sur ma fortune ! comme si attaquer la position d'un homme, d'un médecin, était chose licite ! On a vu, d'ailleurs, aux débats, que *ma fortune précaire* (1) n'éloignait de moi ni mes amis, ni mes élèves, ni les honorables témoignages de mes confrères. Cette *fortune précaire* s'est élevée de mes propres mains ; j'en ai construit moi-même le long et laborieux édifice ; je n'en rougis pas ! — Et puis, ma fortune à moi, c'est l'étude.

(1) La pauvreté n'est pas un titre à la défiance de la justice.
(Paroles d'un procureur-général. — *Siècle* du 27 décembre 1843.)

CHAPITRE PREMIER.

Faits.

Le 26 ou 27 mars 1841, étant monté chez Mad. Sagot où je soignais une dame enceinte qui y était en pension, cette sage-femme me pria de passer chez elle le lendemain ou le surlendemain pour explorer une jeune fille qui était venue la consulter.

Le 30 mars, entre neuf et dix heures du matin, j'allai chez cette sage-femme. J'y trouvai une jeune fille de vingt et quelques années qui se plaignait de douleurs dans les lombes et les aines. Je la touchai, et reconnus ce qui avait été déjà constaté par la sage-femme, savoir : matrice plus développée que dans l'état de vacuité, faisant saillie dans le cul-de-sac antérieur du vagin ; le fond de l'utérus ne pouvait pas être senti au-dessus de la symphise pubienne ; l'organe était manifestement plus lourd que dans l'état ordinaire ; cette femme, qui me parut n'avoir jamais eu d'enfant, avait un col assez court, peu développé, mais régulièrement conformé, quant à son extrémité libre ; l'orifice vaginal du col était béant de manière à pouvoir y introduire le bout du doigt indicateur ; en explorant avec attention le cul-de-sac postérieur, j'y trouvai quelques inégalités, et j'en retirai mon doigt teint de sang.

Je demandai à cette fille si elle voyait ses règles régulièrement ; elle me dit qu'elle avait un retard de deux mois et demi (1).

---

(1) Tous les praticiens savent que les jeunes filles qui viennent de la province en condition à Paris présentent, après un séjour plus ou moins long dans la capitale, des variations dans leurs époques menstruelles. Il y en a chez lesquelles les règles se suppriment pendant plusieurs mois pour reparaître ensuite sous forme de pertes. Quelle est la cause de cette modification que subit l'exhalation sanguine périodique de l'utérus ? est-ce le changement des habitudes, des travaux, de la nourriture, la constitution atmosphérique ? on n'en sait rien ; mais c'est un fait qui n'a jamais échappé aux hommes qui s'occupent spécialement des maladies des femmes et qui exercent à Paris.

Je lui conseillai le repos et quelques lavemens; elle me demanda mon adresse pour me consulter dans le cas où elle aurait besoin de mes soins; je la lui donnai, en lui faisant observer qu'elle ne me trouverait chez moi qu'avant huit heures du matin, ou de midi à une heure, et elle sortit.

Le 1er avril, cette même fille vint chez moi le matin; elle était dans le même état; cependant les douleurs étaient plus intenses. Je la touchai et je trouvai les parties dans les mêmes dispositions, si ce n'est que le col avait diminué de longueur, d'une manière très-appréciable; la dilatation était plus considérable, le sang plus abondant.

J'ai dit que la première fois que j'avais touché cette fille, j'avais trouvé des inégalités vers la partie postérieure du col; cela m'engagea à lui appliquer le speculum; mais je ne pus rien distinguer; seulement le col était dilaté circulairement et obstrué par un caillot de sang à son centre.

Je conseillai à cette fille le repos, le coucher horizontal, la diète et des boissons rafraîchissantes, froides et acidulées.

En sortant de chez moi cette fille me demanda si je voudrais aller la soigner chez elle; je lui répondis affirmativement, et elle me dit qu'elle demeurait rue de Grammont.

Le 6 avril suivant, un commissionnaire vint me prier d'aller voir une malade rue de Grammont, 27, me disant que la portière m'indiquerait la personne qui réclamait mes soins. J'y allai avant midi; la portière me fit monter assez haut dans une petite chambre où je trouvai la fille qui était venue me consulter. Elle était couchée; la figure était animée, la transpiration abondante, le pouls ordinaire mais plein; le ventre souple, indolent; mais une perte assez forte existait. Je conseillai à cette fille le repos, mêmes boissons prises froides, et diète.

Le 7, je fis une seconde visite, la malade était à peu près dans le même état, seulement plus calme; la perte commençait à diminuer; il n'y avait aucune douleur à l'hypogastre; mêmes conseils.

Je sortais, lorsque la malade me dit que ses maîtres demandaient à me voir, et elle ajouta: *Si vous pensez que c'est une fausse couche, je vous prie de ne pas en parler.* Après être descendu, j'entrai dans le magasin de bonneterie faisant le coin de la rue de Grammont et du boulevart. Là, je trouvai une dame à laquelle je dis que sa domestique avait une perte, et qu'elle serait rétablie sous peu de jours, et je sortis.

Le 8, au lieu de faire ma visite avant midi, je la fis sur les trois heures du soir. La malade était bien et demandait des alimens ; je les lui refusai ; à peine étais-je sorti de la porte cochère que la portière courut après moi pour s'informer de l'état de la malade, et elle me demanda *ce qu'elle pouvait avoir* ; je lui répondis que c'était une perte, ou peut-être une fausse couche. Je me retirai.

Le 9, je fis une visite avant midi ; la malade était moins calme que la veille ; elle ne me répondit que par monosyllabes ; elle me reprocha d'avoir dit à la portière que ce qu'elle avait pouvait être une fausse couche. Je la rassurai sur son état ; je lui recommandai la diète, les mêmes boissons, et je descendis. Passant, en sortant devant la loge de la portière, celle-ci m'engagea à y entrer pour savoir ce qu'il fallait faire à la malade. Aussitôt entré dans cette loge la porte en fut fermée sur moi par un verrou ; là se trouvaient, outre la portière, deux femmes, dont l'une d'un certain âge m'accabla d'un déluge de menaces dont le sens principal est le suivant (1) : *Vous avez travaillé ma nièce, elle est blessée, et ne pourra se rétablir que dans un an? Si vous ne nous donnez pas tout de suite 1,000 francs comme dédommagement, et 200 francs que vous avez reçus d'elle, ou si vous ne me faites pas un billet ou une reconnaissance de la même somme, je vais aller chercher la garde et vous faire arrêter.*

Si ces menaces eussent été faites avec calme, j'aurais préféré aller de suite chez le commissaire de police ; mais elles avaient pour objet d'ameuter toute la maison et les personnes qui passaient dans cette rue très-fréquentée. Je crus qu'il était de mon devoir, pour éviter le scandale, de prouver à ces gens qu'ils étaient dans 'erreur. Je parvins ainsi à calmer leur insolence ; mais ils ne voulaient point me laisser sortir sans que je fisse un billet, ce que je refusai formellement. Alors la portière dit : *Donnez à monsieur vingt-quatre heures pour réfléchir ; et on m'ouvrit la porte.*

---

(1) De ces trois femmes, l'une était la tante de J. P., ce fut elle qui m'apostropha. L'autre était la portière, la troisième la femme B., tante elle-même d'un nommé B., cocher de cabriolet, qui dit avoir prêté 150 francs à la fille P.

Après une scène semblable je crus devoir en faire une déclaration. Ayant consulté à ce sujet M. Pijon, avocat à la cour royale, j'allai à trois heures et demie au parquet que je trouvai fermé. A cinq heures je fus chez le commissaire de police; il était à dîner. A sept heures du soir j'y retournai. Je me plaignis à ce magistrat d'avoir été l'objet d'une espèce de guet-apens que je croyais devoir signaler. Le lendemain matin 10 avril, je fis ma déclaration à M. le procureur du roi.

Huit jours s'écoulèrent, et le vendredi suivant 16 avril, le commissaire de police vint avec M. Devergie faire une perquisition chez moi en m'exhibant un mandat qui lui donnait ordre de me faire transporter à la préfecture de police, où je restai jusqu'au dimanche matin 18 avril, d'où je fus conduit à Sainte-Pélagie, où je suis resté deux mois trois jours.

Désormeaux dit, en s'occupant du traitement de l'avortement spontané, que tous les soins du médecin doivent tendre à prévenir l'avortement; mais lorsqu'une fois il est reconnu qu'on ne peut atteindre ce but, il faut combattre les symptômes fâcheux qui l'accompagnent et remédier aux accidens qui peuvent en être la suite (1).

Or, remarquons que cette fille, qui me consulte le 30 mars et le 1er avril, reste jusqu'au 6 sans me faire demander, et le 6, lorsque j'arrive, la perte était établie.

Je n'avais donc qu'à suivre les préceptes généralement indiqués, combattre les symptômes fâcheux et remédier aux accidens; mais il n'y eut aucun symptôme fâcheux et point d'accidens. Si j'avais vu cette fille du 1er au 6 avril, peut-être l'aurais-je fait saigner et peut-être aurais-je arrêté la fausse couche s'il y avait gestation.

Une saignée aurait peut-être été mal interprétée? Désormeaux dit que l'emploi de la saignée, dans tous les cas, demande quelques précautions de la part du médecin, mais seulement par rapport à l'opinion du public, qui, en général, prévenu contre ce moyen, ne manquerait pas de lui attribuer un avortement qu'il n'aurait pas réussi à empêcher (2).

(1) *Dictionnaire de médecine*, page 467, tome IV.

(2) *Dictionnaire de médecine*, page 469, tome IV.

CHAPITRE II.

De l'arrestation préventive. — Préliminaires de l'instruction.

Si l'arrestation préventive est l'objet maintenant d'une réprobation juste et universelle, elle prend encore, appliquée à un médecin, un caractère bien plus grave. Tout le monde sait que nous sommes les dépositaires et en quelque sorte les garans de la santé publique. Se figure-t-on un malade frappé d'une de ces affections violentes et rapides, où les progrès du mal demandent à être promptement et itérativement combattus. Le voilà couché sur son lit et attendant à l'heure promise la visite du docteur. Sa famille l'entoure avec anxiété : rien ne vient; le mal empire. Si c'est le soir on passe la nuit dans des transes inexprimables : le malade baisse de moment en moment. Au lever du jour on envoie chercher le médecin, qu'on n'hésite pas à accuser d'une criminelle inexactitude. On apprend alors qu'il a été saisi dans la soirée par des hommes de police et conduit en prison. Cette nouvelle jette de nouveau le trouble et l'hésitation dans la maison consternée : à qui s'adresser? quel médecin requérir? On avait confiance dans celui-ci comme dans un homme éclairé et dans un ami. Pendant toutes ces incertitudes le temps passe, le malade meurt.., à qui la faute?

Je fus conduit comme je l'ai dit à Sainte-Pélagie : ici nouvelle vexation pour le médecin, nouveaux inconvéniens pour ses cliens. Ceux qui connaissent le régime d'une prison savent qu'aucune lettre ne peut en sortir sans passer sous les yeux du directeur et souvent sous ceux de la police; les lettres qu'on reçoit sont soumises à la même surveillance; les plus secrètes sont impitoyablement ouvertes et violées, malgré les idées communes de réprobation qui s'attachent à cette inquisition scandaleuse. Si cette mesure attente dans tous les cas aux droits des citoyens et à la dignité humaine, elle entraîne, appliquée au docteur, des abus bien autrement funestes. Un médecin est le confesseur temporel de ses cliens : dépositaire de certains secrets qui assurent le repos et la conservation des familles, il ne peut les confier à un tiers, quel qu'il soit, sans trahir des intérêts sacrés. Comprend-on alors dans quel embarras on le jette? Qu'une personne du dehors, ignorante de cette coutume vraiment incroyable, une femme par exemple (car ce sont surtout les femmes qui ont avec le médecin des correspondances délicates), écrive une de ces lettres confidentielles qui exigent le mystère et le voile le plus épais, quelle honte pour elle et quel mépris outrageant des convenances, si ces voiles levés par la main d'un fonctionnaire public l'obligent plus tard à rougir devant lui dans le monde.

La prévention me semble donc injuste vis-à-vis du médecin, en ce qu'elle ne le frappe pas seulement, mais qu'elle atteint encore, dans leurs intérêts les plus chers et les plus inviolables, une foule de personnes.

Mais, dira-t-on, n'est-il pas nécessaire de s'assurer de la liberté d'un homme accusé d'un fait semblable? Non en vérité, je ne le crois pas; pour ce qui me regarde, je n'aurais jamais abandonné ma position, mes cours, ma clientèle, ma famille, et Paris enfin, cette patrie de la science, dans la crainte chimérique d'un procès dont il m'était aisé, dès le commencement, de prévoir l'issue. Tout cela formait une caution suffisante en ma faveur, et, malgré *ma fortune précaire*, j'aurais encore fourni d'autres gages si on l'eût jugé utile.

Dira-t-on encore que les inconvéniens de la prévention cessent avec la prévention elle-même? Non, mille fois non. Qui me rendra mes journées perdues pour l'étude dans ces chambres communes de Sainte-Pélagie? qui réparera le trouble porté dans ma maison par deux mois d'absence et depuis trois années? qui compensera les soucis apportés nécessairement au captif par les embarras d'une lutte judiciaire et le sentiment de ses intérêts en souffrance? Rien sans doute. Acquitter un homme, cela est bientôt fait : mais cet acquittement tardif, ruineux, arraché par de longues souffrances, qu'on jette au prévenu comme une grâce, n'est encore après tout qu'une grâce amère. Tant que l'état ne sera pas tenu à des dommages et intérêts envers les hommes qu'il aura fait légèrement et témérairement poursuivre, il n'y aura devant les tribunaux

que des réparations incomplètes. L'acquittement, si solennel qu'il
soit, eût-il même tous les caractères d'une victoire légale, ne sera
jamais pour le malheureux qui le conquiert qu'une défaite réelle.
Si la justice tient à ne point faire mentir son nom, elle doit
donc invoquer elle-même une loi qui protége les intérêts publics
sans détruire ceux des individus tombés par méprise entre ses
mains.

On voit quel dommage grave porte toujours à un homme, et
surtout à un homme établi, à un médecin, l'usage de la prévention
arbitraire; elle le frappe dans son honneur, dans ses intérêts,
dans sa famille; enfin, chose plus grave! elle étend ses ravages
jusque sur les individus étrangers au médecin, qui tiennent
seulement à lui par les liens de sa profession. Quand cette mesure
s'attaque à un homme reconnu plus tard innocent par le jury, elle
fait simplement cesser vis-à-vis de lui l'état illégal et destructeur
qu'il subissait, mais sans revenir en rien sur les ruines de sa fortune, de sa liberté, de son honneur, pour les remettre debout et
es réparer. De sorte que l'acquittement, contre tout droit et toute
justice, reste toujours une demi-condamnation.

Pendant ce temps-là, que se passait-il au-dehors? ma femme,
alarmée, courut, le lendemain de mon arrestation, à sept heures du
matin, chez le juge d'instruction chargé de mon affaire; celui-ci
la reçut avec indifférence; il ne m'avait encore ni *vu* ni *interrogé*;
or, devançant dans sa sagesse le résultat que devait amener un
examen attentif des pièces à conviction, « j'ai la certitude, lui
dit-il, que votre mari est coupable (1). »

(1) Le 17 avril 1841, samedi, à sept heures et demie du matin, je me
rendis chez M***, juge d'instruction; il me reçut sans me faire asseoir,
et après lui avoir exposé le motif de ma visite il me répondit très-dure-
ment : « *Madame, j'ai la conviction que votre mari est coupable.* » — Ce
magistrat ignore le grand principe proclamé par la constituante aux
applaudissemens du monde civilisé : « *Tout homme est présumé innocent
jusqu'à ce qu'il ait été légalement reconnu coupable.* » — Voulant lui faire
quelques objections sur ces paroles qui me paraissaient bien étonnantes
puisque mon mari avait été arrêté la veille à six heures et demie du soir,
et que par conséquent il ne l'avait pas interrogé, il me coupa la parole
et me fit comprendre que ma démarche l'ennuyait beaucoup et que je ne
la récidive pas.

Le même jour, à deux heures, j'allai à son cabinet lui demander une
permission pour voir mon mari; sans me regarder il me cria : Lundi à

Ceci devient au point de vue d'expertise légale une anticipation immense, c'était décider ce que ni M. le juge d'instruction ni tout autre n'était appelé à vérifier, mais ce qui appartenait au jury seul. Ce jugement individuel exercé sans preuves, avant même l'audition des parties et des témoins, avant que le rapport des médecins ait eu lieu, nous amène naturellement à chercher et à fixer les fonctions du magistrat dans ces sortes de causes; M*** était purement et simplement chargé, comme l'indique son titre, d'instruire mon affaire; or, l'examen d'un fait, et surtout d'un fait entraînant des résultats aussi graves, demandait, pour être consciencieux et juste, l'absence de toute décision préalable; son devoir était de poser et d'éclaircir la question, mais non de la résoudre.

Sortir de cette réserve prudente, dont la gravité seule de sa charge fait un devoir au magistrat, c'est anticiper sur les fonctions et les droits du tribunal. Nul n'est coupable avant d'être jugé, mais surtout avant d'avoir été même interrogé; et c'était alors ma position.

« M. Halmagrand est il coupable? » Voilà précisément la question que M. le juge d'instruction devait se faire; qu'il devait ensuite soumettre aux hommes de la science pour en recueillir des lumières

---

quatre heures. J'y retournai à trois heures, afin de ne pas le manquer, il était parti à deux heures. J'allai chez lui rue de la Chaussée d'Antin; il dînait en ville; ce ne fut que le mardi 20 qu'il me donna ma permission, mais pour voir mon mari à travers deux grilles. Je retournai au palais lui demander qu'il mît au bas de la feuille *greffe*; il ne voulut pas, disant que cela regardait M. Parisot. J'allai à M. Parisot qui me dit qu'il fallait l'autorisation du juge d'instruction; enfin ce ne fut que plusieurs jours après que ce juge se décida à m'accorder la permission du greffe, qui ne se refuse à personne et que lui seul pouvait me donner.

Signé Anaïs HALMAGRAND, née MAYGRIER.

(J'ai l'autographe de cette lettre.)

L'innocence est présumée jusqu'à la condamnation. »

« J'ai relu les pièces du premier procès avec le désir de trouver l'innocence, même après le premier arrêt de la justice. *Car il n'y a pas de honte pour la justice à se tromper.* La justice est administrée par des hommes, et il n'y a que les orgueilleux et les superbes qui se proclament infaillibles. »

(Paroles d'un procureur-général. — *Siècle* du 27 décembre 1845.)

qu'il devait en outre éclairer par les témoignages des accusés, et qu'enfin, après une sévère et impartiale investigation des faits, il devait transmettre au tribunal pour que le jury la tranchât. Tout jugement *a priori*, tout parti pris sur l'innocence ou la culpabilité d'un prévenu, sort des attributs d'un juge d'instruction; son rôle n'est pas de couper le nœud gordien qui serre et embrouille en pareil cas la justice, mais d'étudier les détours et les contextures de ce nœud, pour le faire rompre à coup sûr. Au tribunal seul appartient le glaive de la sentence.

Mais passons; au moins ai-je obtenu les égards que l'on doit même à un coupable? Le crime (car il s'agissait d'un crime) étant établi à ses yeux sur une base solide, accorda-t-il à ma femme quelque dédommagement pour la sentence cruelle qu'il prononçait froidement à ses oreilles? non en vérité, c'est avec une peine inouïe que ma femme obtint de venir me voir *une fois par semaine*. Qu'on songe aux affaires importantes que je laissais derrière moi dans le monde, à mes leçons interrompues, à mes malades étonnés, à mes intérêts souffrans, à ma maison frappée tout-à-coup de solitude, et l'on comprendra quel besoin énorme j'avais de correspondre au-dehors par la voie de Mad. Halmagrand. Toutes ces considérations furent vaines, on jugeait ma fortune *précaire*, et l'on écartait de moi tous les moyens de la défendre alors contre une ruine profonde.

Amené au palais de justice, je fus conduit aussitôt mon arrivée devant M. le magistrat instructeur, pour subir un interrogatoire qui fut très-court; immédiatement après, on me déposa dans une salle basse nommée *Souricière* à cause sans doute de son aspect sinistre et de son obscurité. J'y restai seul jusqu'à cinq heures du soir, sans prendre aucune nourriture, j'attendais toujours que le juge d'instruction me fît rappeler; mais non, ce magistrat était sorti à trois heures (1).

---

(1) Dans une affaire portée devant la sixième chambre de police correctionnelle, après une longue et minutieuse instruction qui n'a pas duré moins de 18 mois, il est résulté de cette lenteur nécessaire un fait assez étrange, c'est que l'un des prévenus, arrêté dès le commencement de l'instruction, avait été oublié en quelque sorte en prison, et qu'après l'avoir inutilement assigné à son domicile, c'est seulement à l'ouverture de l'audience que le tribunal a appris qu'il se trouvait depuis 18 mois en prison à Ste-Pélagie.　　　　　(*Siècle* du 17 janvier 1843.)

La femme du geôlier vint à la grille me proposer de me faire conduire en fiacre rue de la Clef, où j'arrivai vers six heures du soir. Je remercie cette femme d'avoir eu pour moi tant d'attention et d'humanité.

Après un autre interrogatoire terminé, je voulus faire quelques observations à l'*homme* et non au *magistrat;* alors je lui dis : « Monsieur L***, je vous prie..... » Je fus aussitôt arrêté avec dureté : — « Monsieur, vous me manquez; je serai obligé de vous apprendre le respect qui m'est dû. Il n'y a pas ici de L***. »

J'ignorais en effet qu'en appelant ce magistrat par son nom, il crût que mon intention était de lui manquer de respect; il se trompait.

En présence de traitemens si peu convenables, on doit naturellement avoir besoin de jeter ses regards sur celui qui en est l'objet, sur cet homme à *fortune précaire*, qu'on préjuge coupable avant même tout interrogatoire, dont on éconduit la femme sans égard pour sa qualité de mère de famille, avec laquelle on manque les heures d'un rendez-vous fixé, de cet homme qu'on oublie à la *souricière* et dans la bouche duquel le nom propre d'un magistrat sonne comme une insulte; ici nous sommes forcé, malgré notre répugnance, de lever le voile que nous avions toujours étendu sur notre vie calme et studieuse. Il y a des momens où la modestie est un vêtement superflu qu'il faut arracher sous ses mains offensées, comme les anciens prêtres qui déchiraient leur robe par indignation. En face du tableau de nos tribulations et de nos misères, nous allons placer celui des services que nous avons rendus.

CHAPITRE III.

Certificats de médecins, du maire et du commissaire de police.

Il est permis sans doute à tout individu dont la vie, entraînée par des occupations sombres et actives, n'a pas le temps de se reposer sur les travaux calmes de la science, d'ignorer les titres que je puis avoir aux égards de mes concitoyens ; mais alors on pouvait s'en instruire auprès des hommes qui passent à bon droit, parmi les médecins, pour les juges infaillibles du mérite. On aurait pu même, pour ce qui touche la moralité de mon caractère, s'informer auprès d'eux, au lieu d'accueillir aveuglément les bruits sortis de bouches obscures et peu recommandables. Ne pouvait-on pas aller trouver M. *Husson* et lui demander ce qu'était ce M. Halmagrand à *fortune précaire*, dont toute l'industrie consistait à faire avorter les femmes; voici la réponse qu'il en eût reçue : « *Je connais M. Halmagrand pour un homme très-honorable, d'une grande instruction et d'un fort bon esprit. J'ai jugé ses connaissances médicales dans des concours où il s'est présenté, et je joins avec empressement mon suffrage et mes vœux à ceux que mes confrères exprimeront, je n'en doute pas, en sa faveur* (1). »

Ce témoignage en effet eût été unanime et se fût reproduit sous toutes les formes; M. *Lisfranc*, ce héros de la science fût venu, et il aurait dit: « *Mon opinion est que M. le docteur Halmagrand est l'un de nos jeunes chirurgiens les plus distingués; qu'il a déjà rendu des services multipliés à la science et à l'enseignement* (2). »

M. Fouquier, médecin du roi, professeur à la Faculté de Paris,

---

(1), (2). Apostilles dont nous avons les autographes entre les mains.

aurait dit : « *Je rends justice aux talens et au savoir de M. Halmagrand* (1), (2). »

M. Adelon aurait dit : « *M. Halmagrand est connu par les antécédens médicaux les plus honorables ; il occupe un rang distingué parmi les jeunes docteurs qui se consacrent à l'enseignement particulier. Je joins avec plaisir mon assentiment à celui de mes confrères* (3). »

M. Andral, professeur à la Faculté, aurait dit : « *M. le docteur Halmagrand m'est connu sous les rapports les plus honorables comme homme et comme médecin, et tous ses confrères ne pourraient qu'applaudir en le voyant obtenir une récompense de ses travaux et de son zèle pour la science et l'humanité* (4). »

Le professeur Sanson, que la science vient de perdre, aurait dit : « *Par les services qu'il a rendus, par ses talens et par son caractère, M. le docteur Halmagrand me paraît digne de la croix d'honneur* (5). »

M. Poirson aurait dit : « *Je me joins avec empressement à mes confrères pour rendre hommage aux connaissances médicales de M. Halmagrand* (6). »

L'opinion de M. Desgenettes était que « *les ouvrages de M. Halmagrand, ses fonctions scientifiques et ses services pendant l'épidémie qui a ravagé l'Europe, le placent dans une position qui le désigne à la reconnaissance nationale comme savant et comme citoyen, etc.* (7). »

M. Orfila lui-même aurait dû dire : « *J'atteste que M. Halmagrand se livre depuis plusieurs années à l'enseignement*

---

(1) Je fus assez heureux pour mériter la confiance de M. Fouquier, qui m'adressa un de ses parens avec la lettre suivante :

« J'ai l'honneur d'adresser à M. le docteur Halmagrand M. Delville ; « un de mes parens, candidat en médecine, qui veut faire de bonne « anatomie sous un maître habile. Je prie M. Halmagrand de lui procu- « rer à cet effet toutes les facilités possibles et d'agréer l'assurance de « mon dévoûment. »

Signé FOUQUIER, *Premier médecin du roi.*

(2), (3), (4), (5), (6), (7). Apostilles dont j'ai les autographes.

particulier de plusieurs branches de l'art de guérir, qu'il est à
la tête d'une famille dont il est le seul soutien. »

En présence de témoignages si solennels, l'accusation aurait
sans doute tremblé sur ses bases; on se serait instruit à cette école
de savans illustres et intègres ; on aurait au moins, dans la société
de ces hommes compétens, dépouillé les préjugés sinistres qui
obscurcissent comme une ombre épaisse les abords d'une affaire té-
nébreuse. Le magistrat eût-il même gardé, malgré tout cela, le
soupçon du crime, il eût apporté du moins vis-à-vis de moi, dans
l'exercice de ses fonctions, cette humanité qui doit toujours en
tempérer les rigueurs nécessaires.

Peut-être se méfiera-t-on du témoignage unanime de confrères que leur caractère et la nature même de leurs travaux défen-
dent pourtant contre une indulgence coupable; alors que l'on s'a-
dresse à l'autorité civile, à celle qui, placée par position comme
par devoir plus à portée des habitans du quartier, doit recueillir
la première les bruits vrais ou faux qui pourraient circuler contre la moralité d'un homme. Si on eût en un mot écrit, comme le
fit ma femme, au commissaire de police de l'arrondissement où
j'exerçais depuis seize ans, on en eût reçu la réponse suivante :

« *J'ai reçu la lettre que vous m'avez fait l'honneur de m'écrire pour me*
demander un certificat constatant que M. le docteur Halmagrand n'a jamais
été l'objet d'un rapport défavorable depuis qu'il habite le quartier de la
Monnaie.

J'ai regret d'avoir été si brusquement dépouillé de mes fonctions, puisque
ma nouvelle position me prive de vous être utile, mais ce que je ne puis plus
faire comme magistrat en fonctions, je puis, malgré ma retraite, attester
que depuis 1830, du quartier du faubourg St-Germain passé à celui de
la Monnaie, M. Halmagrand n'a jamais été l'objet d'un rapport défavora-
ble. J'ajouterai volontiers qu'appelé deux ou trois fois à éclairer la justice
dans des cas de médecine légale, M. Halmagrand a donné des preuves non
équivoques du zèle, des lumières, de la conscience, que les magistrats aiment
à rencontrer dans un homme de l'art.

« *J'ai l'honneur d'être, avec une respectueuse considération, madame,*
votre très-humble et très-obéissant serviteur.

« *21 avril* 1841.   CHAUVIN,

Ex-commissaire de police. »

S'il eût mieux aimé remonter jusqu'au maire, il eût encore
trouvé dans cet honorable fonctionnaire les mêmes sentimens d'estime et de déférence :

VILLE DE PARIS.

MAIRIE DU 10ᵉ ARRONDISSEMENT.

Nous maire du 10ᵉ arrondissement de Paris, certifions que M. Halma-grand, docteur en médecine, jouit, comme médecin et comme homme privé, d'une honorable considération, et qu'à l'époque du choléra il a donné des preuves de science et de philanthropie par la publication d'ouvrages estimés et par les soins qu'il a donnés aux cholériques. En foi de quoi, etc.

12 mai 1841.   BESSAS-LAMÉGIE, *maire.*

Enfin si, voulant compléter ses connaissances sur l'homme qu'il voulait soumettre à la justice des tribunaux, le magistrat s'était donné la peine d'examiner mes travaux et mes services, il eût peut-être rencontré, tant dans mes ouvrages que dans mes opérations pratiques, un ensemble imposant qui eût milité en ma faveur auprès de lui. Nul plus que moi ne répugne par caractère à faire valoir des services rendus à l'humanité et dont la récom-pense se trouve dans les services eux-mêmes. Mais en présence d'une accusation odieuse et de traitemens offensans, j'éprouve le besoin de vaincre toute fausse modestie. Je suis obligé de m'entou-rer moi-même de tous mes titres à l'estime et à la bienveillance publique pour neutraliser les effets d'un jugemen qui me pour-suit encore, même après un acquittement décisif.

CHAPITRE IV.

Titres, emplois, services rendus et travaux.

Les termes plus que sévères de l'accusation me forcent donc de revenir rapidement sur ma vie, consacrée tout entière aux intérêts de la science et à la pratique de l'art de guérir.

Externe des hôpitaux de Paris, puis interne, élève de l'école pratique, chirurgien sous-aide, envoyé en 1823 dans la dixième division militaire, chirurgien sous-aide-major, ayant rempli les fonctions d'aide-major en Espagne, docteur en médecine, j'ai traversé tous les grades et pris successivement, de ces diverses positions, les connaissances nécessaires à mon état.

J'ai été assez heureux pour rencontrer, dans le cours de mes opérations, des succès nombreux qui eussent assis sur une base solide *ma fortune précaire*, si j'avais cherché mon intérêt avant le désir de faire du bien. J'ai été appelé dans plus d'un accouchement laborieux, au moment où l'expérience à bout ne laissait plus à des confrères aucun espoir. Les mansardes et les loges de portières m'ont vu plus d'une fois rendre à la vie de pauvres femmes exténuées, chez lesquelles les privations et les travaux pénibles avaient amené un enfantement dangereux. Je n'ai jamais mis à prix mes soins et mes services auprès des malheureux incapables de les acquitter, et je me suis toujours contenté alors de la reconnaissance.

Il y a quelque temps une femme de Bagnollet, près Paris, était en danger de mort, son accouchement n'ayant pu être terminé par les médecins de l'endroit, je fus appelé près de cette malheureuse et je ne tardai point à la tirer du péril qui menaçait sa vie. M. Garnier de Bagnollet pourra témoigner de mon désintéressement dans cette circonstance.

Par caractère et dans l'intérêt de la science, j'ai toujours cherché ces luttes avec la nature rebelle et opiniâtre où se développe vraiment l'art de l'accoucheur; c'est dans de tels momens et en présence du danger que le sentiment de l'humanité s'exalte. Quel ministère plus sublime d'ailleurs que celui d'ouvrir à l'homme les portes de la vie! Qui ne se sentirait l'âme grande devant des fonctions aussi nobles que celles où nous délivrons la femme des travaux amers de l'enfantement, pour l'amener tout entière aux joies de la maternité!

Parmi toutes les branches de l'art de guérir, toutes bienfaisantes et respectables d'ailleurs, il n'en est pas d'une utilité plus pratique et plus journalière que celle à laquelle je me livre spécialement. La science de l'accoucheur et des maladies des femmes est mise constamment à contribution, car elle s'étend pour ainsi dire à toute la santé des femmes; j'ai été à même de rendre dans cet ordre de choses des services nombreux et immenses; mais je n'ai point borné mes études ni mes efforts à l'accouchement et aux maladies des femmes.

Au moment où le choléra-morbus venait d'envahir l'Angleterre, je partis pour aller reconnaître ce fléau mystérieux, qui, comme le minotaure, dévorait souvent sur les lieux ceux qui étaient envoyés à sa poursuite. Là je me livrai à toutes les recherches nécessaires en pareille circonstance pour découvrir les causes, le siége et le traitement possible de cette maladie. Je cherchai surtout à m'éclairer sur la question de contagion, qui n'était pas encore résolue en France. Mon zèle fut sans bornes; je m'exposai à la fureur de cet ennemi inconnu jusqu'à m'inoculer du sang des cholériques morts, à me coucher auprès d'eux dans leur lit et à goûter du lait et des matières vomies de cholériques; aucun de ces essais, qui me font maintenant frissonner, ne me coûta alors, tant mon dévoûment à la science était grand.

Quand ce fléau arriva en France, je l'attendis sur son terrain et le combattis, fort des armes que j'avais acquises à l'étranger. Je ne fus point porté pour la médaille, car on me jugeait avoir mérité davantage. Je fus présenté pour la croix. M. Desgenettes, alors maire du dixième arrondissement, adressa en ma faveur une pétition à cet effet. Quelque temps après, MM. Husson, Lisfranc et plusieurs autres firent pour moi la même demande.

Lors de l'insurrection d'avril 1834, je fus demandé près d'un

jeune homme dont la main blessée par une balle offrait le spectacle
le plus affligeant. Ce jeune homme, âgé de dix-huit ans, se rendait
ce soir-là au théâtre de la Porte-Saint-Martin. Il y avait relâche;
dans son désœuvrement il entre rue Saint-Martin où l'émeute
commençait. Témoin de la lutte, excité par le bruit de la fusillade,
il sent frémir en lui des instincts guerriers. Au même instant, un
des combattans tombe à ses côtés frappé à mort. Ce jeune homme
se précipite sur le fusil du malheureux, et, dans un éclair d'égare-
ment, se met à faire feu lui-même sur la garde nationale. Blessé à
son tour et reconduit chez lui par des insurgés, il réclama des
soins que je m'empressai de lui prodiguer. Voici l'état dans lequel
je le trouvai : au moment où sa main droite était dans la position
voulue pour coucher en joue, une balle vient le frapper au doigt
annulaire, coupe à moitié ce doigt, entre dans la paume et ressort
par le dos de la main. Au lieu d'amputer la main de ce jeune
homme, je la lui ai conservée par une opération qui consiste à
désarticuler le quatrième métacarpien d'avec l'os crochu. Je cachai
le blessé à toutes les recherches de la police, attribuant sa conduite à une étourderie dont il était assez puni (1). J'ajouterai
que l'opération que j'avais pratiquée à ce jeune homme ayant fait
sensation dans la maison qu'il habitait, je fus questionné pour
savoir si cette opération avait été nécessitée par une plaie d'arme
à feu; je répondis que j'avais été déterminé à la faire par une carie
du quatrième métacarpien; on me fit observer qu'il paraissait étonnant que j'eusse pratiqué cette opération à une époque coïncidant au
lendemain d'une émeute; j'objectai qu'il serait encore plus étonnant qu'on ne pût opérer un homme le lendemain de troubles sans
exciter contre soi les suspicions de la police. Il n'y eut aucune
perquisition faite chez le jeune homme, mais je le fis transporter
de suite hors Paris pour éviter des interrogatoires qui auraient
compromis le succès de mon opération.

A l'occasion de cette affaire, j'ai eu sous les yeux un caractère
d'homme du peuple qui m'a paru remarquable. C'est celui qui vint
me chercher, je ne sais comment, puisque je n'avais jamais vu au-

(1) Je conserve cette main moulée sur nature. C'est un exemple de
réussite de la désarticulation du quatrième métacarpien d'avec l'os
crochu.

cun de ces individus. Cet homme du peuple, déguenillé, couvert de sang, sali par la poudre, vint me prendre en fiacre, il resta auprès du blessé tout le temps nécessaire à sa guérison. Il remplissait les fonctions d'infirmier et ne cessa de le soigner jour et nuit. Aussitôt que mon malade fut guéri, cet homme partit de la maison sans qu'on ait jamais pu savoir qui il était.

Le traitement de ce jeune homme dura trois mois, pendant lesquels je le pansai deux fois par jour.

Dans toutes les occasions j'ai cherché à être utile à mes semblables. J'ai même aussi marqué mon passage à Sainte-Pélagie. Un détenu, cordonnier, tirait son fil, ayant dans sa main droite son alène; le fil cassa et l'alène fût lancée dans l'œil droit. Je fus appelé à temps, et quoique l'œil fût perforé, je fus assez heureux pour empêcher l'écoulement des humeurs du globe oculaire. Cet homme me doit son œil.

A ces services actifs, il faut joindre ceux que j'ai rendus à l'enseignement.

Jamais un élève n'est venu se réclamer de moi en vain. Jamais je n'ai rien exigé de ceux qui ne pouvaient point me payer. Il y a une quantité d'élèves, soit à Paris, soit dans les départemens, qui me doivent leur position.

Je suis le premier qui fis des cours d'anatomie publics et gratuits.

Professeur depuis 1825 à l'école pratique de la Faculté de médecine de Paris, j'ai ouvert des cours d'anatomie, de médecine opératoire, d'accouchemens, d'embryologie, de maladies des femmes et des enfans. Il ne m'appartient pas de juger moi-même de mon enseignement; mais je dois dire que ces cours ont été constamment suivis par une jeunesse nombreuse et avide de savoir, qui me payait, par son attention, de mon zèle pour la science.

Cet enseignement oral ne m'empêchait pas de fixer par des publications le résultat de mes recherches ardentes et inquiètes; je publiai successivement : 1° *Quæniam sunt mortis frequentiores causæ tùm post gravia vulnera, tùm post magnas chirurgiæ operationes? 2° Vulnera intestinum tenium sub ratione pathologiæ et therapeiæ describere; 3° Relation du choléra-morbus épidémique de Londres*, 1 vol. présenté au roi; 4° *Des connaissances anatomiques applicables aux beaux arts;*

5° *Traité complet de l'officier de santé*, 2 vol.; 6° *Traité du doctorat en Médecine*, 5 vol.; 7° *Traité complet d'accouchement, de maladies des femmes et des enfans*, 1 vol. *avec atlas in-folio de* 81 *planches gravées sur cuivre*.

A ces ouvrages, fruits de longues et consciencieuses études, je trouvai moyen d'ajouter, dans le cercle pourtant si étroit d'une vie dévorée par l'étude, des travaux qui semblent s'éloigner au premier coup-d'œil des habitudes de ma profession; mais qui s'y rattachent au contraire par des liens solides; car la médecine touche à toutes les branches élevées de l'esprit humain. Je publiai la traduction de la géographie mathématique de Ptolémée, commencée par le savant abbé Halma, et quelque temps après, *l'examen critique et historique des monumens égyptiens*.

Pour faciliter les démonstrations anatomiques, j'eus encore recours à des travaux qui demandaient une grande patience, aidée par des connaissances exactes; je suis l'auteur de quelques préparations en cire qui figurent dans le cabinet de l'école de médecine et dans celui de Dupuytren. Au moment où je fus arrêté, j'étais sur le point de commencer une préparation qui m'avait été commandée par le ministre des travaux publics, pour le cabinet d'anatomie de l'école d'Alfort.

Enfin, tous ces travaux me firent admettre au nombre des membres de la commission du choléra-morbus de Londres, de la société médicale de Westminster, de la société phrénologique de Paris, de la société libre des beaux-arts en qualité d'anatomiste, professeur de physiologie à l'athénée royal de Paris.

En présence d'une vie si laborieuse, pendant laquelle le succès a quelquefois répondu à mes efforts, on se demande naturellement quelle est la récompense attachée par le gouvernement (1) aux services et aux travaux d'un homme instruit et désintéressé, qui, en dehors de toute lutte politique, a toujours consacré ses veilles aux calmes opérations de la médecine; on s'étonne et on frémit en songeant que cette récompense jusqu'ici a été LA PRISON.

---

(1) Je n'aime pas les abstractions. J'aimerais mieux dire les *gouvernans*.

CHAPITRE V.

Procès de Henriette Cornier. — Question de monomanie homicide.

Aux services que j'ai rendus à la science je crois devoir joindre ici celui que je rendis à la société et aux tribunaux eux-mêmes, en repoussant un fléau moral qui menaçait il y a quinze ans de confondre toutes les notions de la justice. Certes, j'ignorais alors que je dusse jamais avoir rien à démêler avec le ministère public, et en lui prêtant dans ce temps-là un secours que ma conscience me dictait, je témoignai avec désintéressement de mon amour pour la morale publique. Je prie donc le lecteur de ne voir dans ce qui va suivre, comme je l'ai vu moi-même, qu'une protestation générale contre l'abus de certaines doctrines qui tendent à désarmer complètement les tribunaux et à leur ôter l'exercice sacré de leurs droits. Quoique je n'aie point à me louer de la justice, je sais très-bien dépouiller dans une affaire personnelle la forme du fond, et distinguer ce qui appartient aux abus et aux vices de certains hommes, de ce qui, étant fondé sur les lois véritables de la nature, persiste éternellement.

En 1826, une fille nommée Henriette Cornier avait tranché la tête à un enfant et l'avait jetée par la fenêtre. Ce crime occupa beaucoup le public, parce qu'on ne pouvait expliquer le motif pour lequel cette malheureuse s'était portée à cet acte de cruauté.

A ses interrogatoires, cette fille ne répondit rien, si ce n'est *qu'elle avait eu une idée.* Cette réponse fixa l'attention des médecins légistes, d'autant plus qu'à cette époque on s'occupait de la monomanie au point de vue médico-légal.

Elle parut être monomane, et c'est le parti que prit la défense.

Avant que la fille Cornier fût mise en jugement, un médecin, M. le docteur Michu, publia une brochure intitulée *discussion médico-légale sur la fille Cornier.* Après en avoir pris connaissance, avoir lu et médité les auteurs Marc, Georget, Esquirol, je cherchai à observer la fille Cornier, et je crus reconnaître que la prétendue monomane, par cette réponse toujours la même (*j'ai eu une idée*), voulait cacher le véritable motif qui l'avait portée à commettre son crime.

Je fus frappé des conséquences que pouvait avoir une pareille manière d'excuser un coupable; car, bien qu'on ne puisse nier les monomanies, je ne puis comprendre qu'un individu qui n'a jamais offert de symptôme d'aliénation mentale, jamais d'affection de ce genre, puisse, poussé par une monomanie instantanée, tuer son semblable, et, *après le crime commis*, ne présenter aucune altération dans ses facultés affectives, sentimentales et intellectuelles.

D'après cette opinion, que je m'étais ainsi formée, je publiai une brochure. Dans cet écrit, je combattais, dans le style et suivant la forme employée par le docteur Michu, les différens argumens dont se servaient les partisans de cette monomanie. Je faisais ressortir les malheurs qui pourraient en résulter pour la société, si on admettait en principe qu'un homme pût, après avoir brûlé la cervelle à son semblable, trouver une excuse admissible et une justification, à laquelle le légiste lui-même devrait se soumettre, en entendant cette réponse de l'accusé: *J'ai eu une idée*. Tel était le sens de ma réfutation.

C'est le premier écrit que je fis paraître; j'étais jeune, et ma plume ne ménagea pas assez un médecin respectable, M. le docteur Michu.

J'insistais surtout sur la nécessité de punir sévèrement les organisations féroces. Depuis, mes opinions sur la peine de mort ont bien changé; mais elles sont toujours les mêmes, quant à ces prétendues monomanies instantanées.

Quoi qu'il en soit, les journaux s'occupèrent de ce débat médicolégal. Les uns m'encourageaient et me présageaient un avenir de réputation et d'honneur pour m'être ainsi fait le champion d'argumens qui prémunissaient la société contre les abus de l'admission de la monomanie homicide instantanée. Les autres m'accablaient d'injures, disant que j'étais inhumain, que ma place était près de l'échafaud, puisqu'il me fallait du sang.

Je m'en soutins pas moins que la fille Cornier, n'ayant présenté

aucune altération encéphalique, avant ni après la perpétration de
son crime, la monomanie ne pouvait être invoquée en sa faveur,
et que, bien qu'on ne pût pas découvrir le motif qui l'avait déterminée, on ne devait pas en conclure que la fille Cornier n'en avait
aucun.

Les choses en étaient arrivées à ce point que déjà je me voyais
engagé dans une lutte qui ne pouvait que m'être funeste. En effet,
si j'avais tort, quant à l'état mental de la fille Cornier, cette vive
manifestation d'une opinion erronée devait constater de l'ignorance
de ma part. Dans le cas contraire cela me rendait en quelque
sorte accusateur, ce qui heurte l'humanité de la part d'un homme
de ma profession.

Avant la fin de l'instruction de cette affaire, je reçus une lettre
par laquelle M. Jacquinot-Godard, qui devait présider les assises,
m'invitait à passer chez lui; je me rendis chez ce magistrat; il
avait lu ma brochure. Il m'encouragea, quant aux motifs qui
m'avaient engagé à prendre la plume dans cette circonstance, et
me fit observer que j'aurais dû y mettre plus de réserve. Il me
demanda ensuite si ma brochure était bien l'expression de ma conviction, je lui répondis que j'étais certain que la prévenue n'était
pas monomane. D'ailleurs, je le demande, est-ce à vingt-trois ans
qu'on écrit ce qu'on ne pense pas? et cependant combien cette
manifestation franche de ma pensée m'a été funeste! combien d'ennemis ne m'a-t-elle pas faits?

Marc avait dit dans une consultation médico-légale : « *J'ai l'in-
time conviction que Henriette Cornier offre un de ces exemples,
heureusement peu nombreux, où la raison malade est enchaî-
née tout-à-coup, et où par conséquent l'abolition temporaire
de la liberté morale peut conduire à des actes en quelque sorte
instinctifs, qui affligent l'humanité plutôt qu'ils ne la désho-
norent.* »

Moi seul j'avais osé soutenir que rien ne me prouvait que cette
fille fût monomane, et, bien qu'on ne pût découvrir quel motif
l'avait fait agir, qu'on ne devait pas conclure qu'il n'y en avait
aucun, qu'il devait y en avoir.

Cette fille fut condamnée à la réclusion à perpétuité. Le jury et
la cour firent preuve d'une grande sagesse; ils évitaient ainsi la
peine de mort et se réservaient de rendre libre la malade, dans le
cas où sa monomanie douteuse se fût réalisée plus tard.

'ni devant des titres acquis à l'estime de mes concitoyens, pour m'enlever brusquement de chez moi, sans réfléchir aux suites de cette arrestation téméraire, sans respect de mes cliens, de mes élèves, de ma profession en un mot, rien ne coûta pour toucher à mes intérêts, au moment même où on se montrait si craintif et si indulgent envers ceux d'une fille inconnue, traitée avec des ménagemens tout-à-fait remarquables.

Ce contraste paraît encore plus choquant si on réfléchit qu'il ne s'agissait pas ici d'un crime solitaire, mais bien d'un fait collectif et réciproque auquel cette fille avait nécessairement participé. Nous ne sommes plus au temps des miracles, et la justice ne devrait plus croire au merveilleux. Si le juge instructeur eût mieux possédé les connaissances élémentaires de médecine légale, nécessaires à sa charge, il eût su qu'un avortement demande l'emploi de certains moyens positifs et en quelque sorte mécaniques. Il eût su que la mort du produit ne s'échappe pas comme par une manière de magnétisme des doigts enchantés du médecin. Il eût compris alors que cette fille avait pour le moins *consenti* à des manœuvres illicites, et que, par conséquent, il y avait complicité. Mon arrestation entraînait donc la sienne; sa liberté, moi étant sous les verroux, devenait un fait arbitraire, une véritable inégalité dans la balance de la justice; au profit de qui, grand Dieu! Qu'une fille du peuple sans éducation, étrangère à toute notion médicale, ait espéré un instant faire croire à un avortement exécuté sur elle-même, pour ainsi dire à son insu, cela se conçoit; mais qu'un magistrat, dont les fonctions exigent des connaissances, ait accueilli ce conte, qu'il ait ménagé cette fille à un pareil titre, qu'il l'ait en quelque sorte entourée de tout son intérêt, comme une victime innocente, voilà qui semble tout-à-fait inexplicable.

Cependant l'enquête nécessitée par la déposition des témoins, avait lieu, moi étant en prison, sur la fille P***. Qu'amenait cette enquête? deux faits énormes et qui eussent dû désarmer tout d'abord l'accusation : absence du corps du délit, absence de traces indiquant sur le col de l'utérus l'action de manœuvres criminelles.

Ainsi, d'un côté aucun débris humain dont le témoignage muet, mais positif, accuse l'auteur présumé d'un avortement commis; de l'autre aucune trace laissée sur les organes de la femme par la perpétration d'un crime qui exige pourtant les instrumens et les efforts de la chirurgie. Ces deux bases ôtées à l'accusation, que lui restait-il? rien en vérité ; aussi tout le procès n'était-il qu'un édifice éphémère soufflé de mensonge et posé sur le vide.

J'aurais pu en effet renfermer ma défense dans le cercle que voici : vous n'avez point découvert de corps du délit ni de trace sur la femme qui m'accuse; donc il n'est pas sûr qu'il y ait eu avortement; avant d'aller plus loin je vous arrête; car si l'existence même du crime peut être mise en doute, et l'est en effet par l'absence de ces deux pièces à conviction, il ne vous reste plus qu'une ombre d'accusation contre moi, et ce n'est point sur des ombres vagues et chimériques de culpabilité qu'on condamne un homme. Le corps du délit manquant, toute la base de l'accusation manque.

Si quelque chose pouvait, après tous les motifs que nous avons donnés, décider l'arrestation de la fille P***, c'est à coup sûr cette enquête, dont l'avantage tourne tout entier à mon profit. Il n'en fut rien ; elle continua de jouir effrontément d'une liberté qu'on m'avait si légèrement et si lestement ravie. Le soupçon de faux témoignage ne vint à l'idée de personne. On continua contre moi des rigueurs dont la fille P*** fut exempte, et cela lorsque la base de l'accusation, complètement ruinée, annonçait une chute prochaine et inévitable.

Du moment que l'accusation dirigée contre moi paraissait dénuée de preuves matérielles médico-légales, elle eût dû être abandonnée, plutôt que de traîner devant les tribunaux les restes de charges idéales et fantastiques sur lesquelles il m'a suffi de souffler pour les faire évanouir. Ces messieurs devraient savoir que la justice, et surtout la justice médicale, vit principalement de faits; quand ils manquent on ne peut aller outre sans rencontrer les tristes mirages du vide et les laborieux fantômes du néant.

'ni devant des titres acquis à l'estime de mes concitoyens, pour m'enlever brusquement de chez moi, sans réfléchir aux suites de cette arrestation téméraire, sans respect de mes cliens, de mes élèves, de ma profession en un mot, rien ne coûta pour toucher à mes intérêts, au moment même où on se montrait si craintif et si indulgent envers ceux d'une fille inconnue, traitée avec des ménagemens tout-à-fait remarquables.

Ce contraste paraît encore plus choquant si on réfléchit qu'il ne s'agissait pas ici d'un crime solitaire, mais bien d'un fait collectif et réciproque auquel cette fille avait nécessairement participé. Nous ne sommes plus au temps des miracles, et la justice ne devrait plus croire au merveilleux. Si le juge instructeur eût mieux possédé les connaissances élémentaires de médecine légale, nécessaires à sa charge, il eût su qu'un avortement demande l'emploi de certains moyens positifs et en quelque sorte mécaniques. Il eût su que la mort du produit ne s'échappe pas comme par une manière de magnétisme des doigts enchantés du médecin. Il eût compris alors que cette fille avait pour le moins *consenti* à des manœuvres illicites, et que, par conséquent, il y avait complicité. Mon arrestation entraînait donc la sienne; sa liberté, moi étant sous les verrous, devenait un fait arbitraire, une véritable inégalité dans la balance de la justice; au profit de qui, grand Dieu! Qu'une fille du peuple sans éducation, étrangère à toute notion médicale, ait espéré un instant faire croire à un avortement exécuté sur elle-même, pour ainsi dire à son insu, cela se conçoit; mais qu'un magistrat, dont les fonctions exigent des connaissances, ait accueilli ce conte, qu'il ait ménagé cette fille à un pareil titre, qu'il l'ait en quelque sorte entourée de tout son intérêt, comme une victime innocente, voilà qui semble tout-à-fait inexplicable.

Cependant l'enquête nécessitée par la déposition des témoins avait lieu, moi étant en prison, sur la fille P***. Qu'amenait cette enquête? deux faits énormes et qui eussent dû désarmer tout d'abord l'accusation: absence du corps du délit, absence de traces indiquant sur le col de l'utérus l'action de manœuvres criminelles.

Ainsi, d'un côté aucun débris humain dont le témoignage muet, mais positif, accuse l'auteur présumé d'un avortement commis; de l'autre aucune trace laissée sur les organes de la femme par la perpétration d'un crime qui exige pourtant les instrumens et les efforts de la chirurgie. Ces deux bases ôtées à l'accusation, que lui restait-il? rien en vérité; aussi tout le procès n'était-il qu'un édifice éphémère soufflé de mensonge et posé sur le vide.

J'aurais pu en effet renfermer ma défense dans le cercle que voici : vous n'avez point découvert de corps du délit ni de trace sur la femme qui m'accuse; donc il n'est pas sûr qu'il y ait eu avortement; avant d'aller plus loin je vous arrête; car si l'existence même du crime peut être mise en doute, et l'est en effet par l'absence de ces deux pièces à conviction, il ne vous reste plus qu'une ombre d'accusation contre moi, et ce n'est point sur des ombres vagues et chimériques de culpabilité qu'on condamne un homme. Le corps du délit manquant, toute la base de l'accusation manque.

Si quelque chose pouvait, après tous les motifs que nous avons donnés, décider l'arrestation de la fille P***, c'est à coup sûr cette enquête, dont l'avantage tourne tout entier à mon profit. Il n'en fut rien; elle continua de jouir effrontément d'une liberté qu'on m'avait si légèrement et si lestement ravie. Le soupçon de faux témoignage ne vint à l'idée de personne. On continua contre moi des rigueurs dont la fille P*** fut exempte, et cela lorsque la base de l'accusation, complètement ruinée, annonçait une chute prochaine et inévitable.

Du moment que l'accusation dirigée contre moi paraissait dénuée de preuves matérielles médico-légales, elle eût dû être abandonnée, plutôt que de traîner devant les tribunaux les restes de charges idéales et fantastiques sur lesquelles il m'a suffi de souffler pour les faire évanouir. Ces messieurs devraient savoir que la justice, et surtout la justice médicale, vit principalement de faits; quand ils manquent on ne peut aller outre sans rencontrer les tristes mirages du vide et les laborieux fantômes du néant.

CHAPITRE VII.

**Mémoire adressé à la Chambre des mises en accusation par Me PIJON,
avocat à la Cour royale, en faveur de M. HALMAGRAND,
docteur en médecine.**

Ces faits étant acquis à ma défense, savoir l'absence du corps du
délit et l'absence des preuves matérielles, mon avocat rédigea le
mémoire suivant, qui devait arrêter les poursuites de la justice
contre moi.

La loi permet au prévenu de se défendre devant la chambre d'accusation par un simple mémoire. Quelque incomplète que soit cette
défense, quelque illusoire que soit ce bienfait de la loi, Halmagrand
veut en profiter, car c'est un devoir pour lui de protester en toute occasion et à toute heure contre l'indigne prévention dont il est la victime.

Attendez, lui dit-on! vous vous justifierez devant la cour d'assises, et
en attendant, le chagrin le tue, car il est époux et père; il avait des
cliens, des amis, des élèves, et du fond de sa prison il voit l'isolement
des uns, l'épouvante des autres, le désespoir de tous.

On l'accuse d'un crime qui suppose une longue habitude des crimes.
Appelé auprès d'une femme enceinte, sous prétexte de l'explorer et
sans lui donner le temps de s'expliquer, il l'aurait frappée par surprise
avec un instrument piquant destiné à détruire le germe qu'elle portait
dans son sein. Le crime, ainsi commencé, aurait été consommé plus
tard, du consentement de la complice, et à l'aide du même instrument
piquant plongé pour la seconde fois dans l'organe qu'il avait déchiré (1)!

Quoi donc! il existe un médecin qu'il suffit d'appeler pour qu'il sache
que c'est un crime qu'on demande; et ce crime qui l'expose aux peines
les plus affreuses, il le commet non-seulement sans crainte et sans
remords, mais sans explication et sans préambule, par surprise, d'un
tour de main, et avec moins de précaution que s'il s'agissait d'extirper
un polype ou d'arracher une dent : et ce médecin ou plutôt ce monstre
est Halmagrand!

Non, un tel monstre n'existe pas. Des médecins ont pu, dans des circonstances terribles, oublier les devoirs de leur profession. Malheur à
eux s'ils n'ont pas eu la force de résister à des prières et à des larmes qui

----

(1) Telle était la première version faite par la fille F***.

imploraient un crime pour cacher une faute ! Honte et infamie sur eux, si c'est à prix d'or qu'ils ont livré l'innocent ! mais la perversité humaine s'arrête là. C'est bien assez qu'il se trouve des misérables indignes du nom de médecin pour prêter une assistance criminelle à l'avortement volontaire ; mais un médecin pratiquant l'avortement sans y être sollicité, par surprise et de guet-apens, ne serait ni un médecin ni une créature humaine, ce serait une bête féroce.

Et quel est donc cet homme qui, appelé auprès de la fille P***, sans la connaître, sans l'interroger, présumant sa volonté, aurait débuté avec elle par un attentat dont il n'avait pas même fixé d'avance l'odieux salaire ! Cet homme est le docteur Halmagrand, dit-on, et on ajoute avec une affreuse énergie *que c'était sa spécialité.*

Sa spécialité ! mais alors il existera quelques précédens qui justifieront cette spécialité sinistre. Ces précédens, quels sont-ils ? L'instruction a fouillé toute la vie du docteur Halmagrand ; elle a pénétré dans les plus intimes secrets de son existence ; *elle y a porté la sévérité jusqu'à la passion ;* elle a provoqué non-seulement les visites domiciliaires et les témoignages, mais encore les notes de police, les calomnies anonymes qui attaquaient le docteur Halmagrand *tantôt dans sa femme qu'on disait n'être que sa maîtresse,* tantôt dans la personne de ses amis ou de son conseil ; qu'est-il résulté de tout cela ? aucun fait, aucun indice qui pût fortifier ou expliquer l'accusation.

Et pourtant, si le docteur Halmagrand se livre habituellement à cette horrible industrie, s'il en est venu au point de commettre le crime avec une indifférence machinale, s'il ne peut plus approcher d'une femme enceinte sans que la mort s'échappe de ses mains, où donc a-t-il acquis cette expérience affreuse ? à Paris sans doute, au milieu d'une clientèle qu'il est facile d'interroger. Pourquoi donc se contenter du témoignage de la fille P*** ? Où sont les autres victimes et les autres complices ? Tant d'avortemens auraient-ils été commis sans laisser la moindre trace ? tant de crimes auraient-ils pu échapper à une instruction si habile, si puissante, si avide de charges ? Et pourtant la plainte de la fille P*** est restée seule, et aucun précédent n'est venu la justifier.

Invraisemblable et réfutée d'avance par son isolement, sur quels témoignages s'appuie d'ailleurs cette plainte ! Trois femmes sont venues dire que le docteur Halmagrand s'était avoué coupable en leur présence ; mais cette déclaration est-elle bien respectable ? avant de l'apporter à la justice elles l'avaient mise comme un poignard sur la gorge du docteur, en lui disant : donnez-nous 1,200 fr. ou nous vous dénonçons, Halmagrand s'est indigné ; il a porté sa plainte contre ces femmes, et c'est alors qu'elles l'accusent !

A ce témoignage on ajoute celui d'un cocher de cabriolet qui aurait vu la fille P*** porter de l'argent chez le docteur Halmagrand, qui aurait même prêté cet argent ; pour apprécier cette déposition, il faudrait que la fille P*** se décidât à faire connaître à la justice l'homme avec lequel elle vivait, et des œuvres duquel elle était enceinte. Au-dessus de toutes ces turpitudes, il existe, grâce à Dieu, des documens et des témoins que la justice peut interroger sans rougir. Ce sont les procès-verbaux des experts qu'elle a commis. M. le docteur Devergie a été chargé de faire une perquisition dans le domicile du docteur Halmagrand. Cette perquisition a été subite, imprévue, complète; qu'a-t-elle produit ? rien. On n'a trouvé ni instrument, ni papiers, ni le moindre indice favorable à l'accusation. Et cependant tout a été vu, exploré, scruté par l'expert et par le commissaire de police. La même perquisition a été faite chez Mad. Sagot, sage-femme, qu'on dit être la complice du docteur Halmagrand : le résultat a été le même. On n'a rien trouvé, absolument rien.

Mais une seconde expertise beaucoup plus importante devait faire enfin éclater la vérité. Deux honorables médecins, M. Devergie déjà nommé, et M. Ollivier d'Angers, ont été chargés de visiter la fille P*** et d'inspecter ses organes au moyen du speculum. Suivant cette fille, un instrument piquant lui avait été plongé dans le corps à deux fois différentes et à plusieurs jours d'intervalle; les blessures auraient été profondes, les cicatrices devaient être larges et les suites très-dangereuses. Qu'est-il arrivé ? le speculum a été appliqué ; l'organe prétendu lésé a été inspecté par les deux experts avec le plus grand soin, et ils n'y ont vu aucune trace de piqûre. De plus, la fille P*** jouit d'une parfaite santé, comme si la nature elle-même voulait donner un démenti à l'accusation.

En présence de ces faits matériels, le docteur Halmagrand s'était flatté que la liberté allait lui être rendue. Il croyait que la poursuite était impossible quand le corps du délit n'existait pas. Et pourtant la chambre du conseil l'a renvoyé devant la chambre d'accusation. La chambre d'accusation le renverra-t-elle à son tour devant le jury? cette chambre, composée de magistrats si éclairés, si humains, si justes appréciateurs des choses et des hommes, consentira-t-elle à n'être que le vestibule de la cour d'assises ? On a vu quelquefois des preuves morales suppléer à l'absence du fait matériel ; grande est alors la responsabilité des juges ! Mais on n'a jamais vu admettre des preuves morales contre un fait matériellement établi ; on peut affirmer le meurtre sans montrer le cadavre; mais on ne peut l'affirmer quand on montre l'homme vivant. Le rapport de MM. Devergie et Ollivier (d'Angers) démontre que le fait allégué par la fille P*** est matériellement faux. Que reste-t-il donc à l'accusation ? des dépositions évidemment calomnieuses. Le ministère public n'a plus qu'un devoir à remplir, c'est de suivre enfin sur la plainte du docteur Halmagrand, et de poursuivre les calomniateurs. Alors il saura quelle intrigue a été ourdie et de quel lieu elle est sortie. Mais un devoir plus pressant pour la justice est de faire cesser la captivité d'un innocent. Hélas ! il ne sortira pas de sa prison tel qu'il y est entré ; triste effet des arrestations préventives ! Six semaines de prévention suffisent pour briser la vie.

Signé PIJON, *avocat de cour royale.*

Paris, ce 10 mai 1841.

Ce mémoire si sage, appuyé sur des raisons si justes et si solides, où l'éloquence de l'avocat s'est cachée par modestie sous une logique pleine d'entraînement, n'eut point le succès qu'on en devait attendre. Le parquet était fixé irrévocablement sur mon compte; on voulait me donner l'appareil de la cour d'assises. On tremble en songeant, dans notre société dite libérale, au pouvoir discrétionnaire et souverain du parquet, qui peut faire saisir un homme chez lui, l'enlever de son domicile, l'isoler de ses amis, de ses cliens, de sa famille, lui soustraire une grande partie de ses moyens de défense par cette séquestration subite, et le traduire ainsi désarmé entre les mains d'une justice sévère, préoccupée de crimes et de châtimens, qui croit toujours voir un coupable et qui le cherche dans l'homme tombé sous les soupçons du ministère public. Il est temps en vérité, pour le repos et l'ordre de la société, de mettre des limites à cette puissance arbitraire qui tient à sa discrétion le sort de tous les citoyens, auxquels elle peut ôter tout-à-coup la liberté, l'honneur et les moyens de vivre. Jusques à quand ceux qui ont pour mission d'appliquer les lois s'élèveront-ils sans contrôle au-dessus de ces lois mêmes dans l'exercice de leur charge!

n
à
et
ez
a-
n.
in
é,
n-
un
ré-
n-
es.
é a
ut
te
ac-

tté
lait
am-
bre
ore,
urs
e de
er à
ges l-
até-
re;
port
r la
on ?
plus
eur
elle
plus
ent.
t des
bri-

soli-
une
n en
mon
. On
avoir

CHAPITRE VIII.

De ma spécialité, suivant l'instruction.

Avant de suivre jusqu'à la cour d'assises la marche croissante de cette affaire incroyable, je crois devoir m'arrêter sur une assertion avancée *à priori*, et soutenue pendant tout le cours des débats d'une manière plus ou moins voilée par le juge d'instruction : *M. Halmagrand a pour spécialité l'avortement !*

Donc voilà mon métier, ma profession, mon industrie ! C'est la source impure et criminelle dont je tire cette *fortune précaire* qui déplaît tant. Quand on adressera cette demande : que fait M. Halmagrand ? on ne répondra plus désormais : il professe, il exerce, il instruit ; on répondra : il fait avorter ; voilà l'idée qu'*à priori*, sans examen, sans *preuves*, sans raisons bonnes ou mauvaises, on ne craint pas de lancer contre un homme, contre un médecin. Echappés d'une autre bouche de tels mots pourraient donner lieu à une action en calomnie, mais ici c'était tout simplement l'exercice d'un droit légal. Mais des preuves ? direz-vous ; on s'abstient d'en donner ; on en demande, voilà tout.

Cette opinion téméraire, jetée tout d'abord sur un homme non encore interrogé, que sa réputation et sa probité devaient défendre contre de tels soupçons, n'est pas seulement inconvenante, elle est absurde. Elle suppose en effet ou que la justice avait ignoré depuis long-temps la pratique d'avortemens secrets dont j'étais l'auteur, ou qu'en ayant été instruite elle avait manqué d'habileté pour me surprendre, ce qui dans les deux cas était peu flatteur pour elle. Comment joindre des idées aussi contradictoires ? comment faire de pareils aveux d'impuissance ? Vous avez la conviction depuis long-temps, dites-vous, que je fais des avortemens, et vous attendez jusqu'à ce jour pour me saisir ? C'est mon industrie, ma spécialité, et jusqu'ici cette spécialité dangereuse, cette industrie criminelle ont trompé votre surveillance?

Et cette opinion terrible, qui étend outre mesure l'horizon du procès, puisqu'elle change en habitude invétérée ce qui devant les tribunaux mêmes ne m'est imputé que comme un fait accidentel, ce jugement à la fois décisif et tranchant tombe froidement des lèvres d'un magistrat destiné non à prononcer sur moi une sentence quelconque, mais à la soumettre au contraire aux tribunaux pour qu'ils l'exercent avec connaissance de cause. Il y a dans cette affirmation personnelle quelque chose d'abstrait et d'arbitraire qui blesse toutes nos habitudes constitutionnelles en même temps que cela attaque la justice et l'humanité. Ce n'est point sans une profonde douleur que je me vois réduit à redresser ici les torts de procédure dans une affaire aussi grave : « La justice, a dit quelqu'un, ne reçoit de leçons de personne, » il faudra pourtant bien qu'elle accueille la mienne, dans un cas où la raison et le bon droit sont évidemment de mon côté : la remontrance peut s'allier avec le respect pour la magistrature.

L'idée d'être utile à ceux qui subiront après moi de semblables procès, en leur épargnant les abus et les inconséquences dont j'ai souffert, m'a seule guidé dans cet écrit; le ressentiment des affronts personnels ne m'émeut qu'au nom des autres médecins qui peuvent les endurer après moi; autrement je me réfugierais dans un silence dont tout le monde comprendrait le motif. Si j'attaque la conduite du parquet à mon égard, c'est dans un but d'intérêt général. Il ne faut pas souffrir, pour l'honneur de la société et de la magistrature elle-même, dont on envahit les droits, que l'infaillibilité, arrachée par la raison aux mains du chef suprême de l'église, passe sans résistance à celles du juge d'instruction; il ne faut pas souffrir qu'on s'habitue à trancher d'avance dans le huis-clos du parquet des questions mortelles qui mettent en doute l'honneur et la tête des citoyens. Il y aurait surtout un mal immense à ce que le juge d'instruction eût le droit de formuler sur les hommes soumis à sa puissance des présomptions et des conjectures néfastes dont l'effet persisterait même après l'acquittement. S'il en était ainsi les tribunaux ne seraient plus qu'un mot vide de sens, et l'autorité judiciaire reposerait entièrement dans le parquet.

Si nous nous résumons nous trouvons 1° qu'en me déclarant

coupable d'avortement sur la fille P***, ayant tout interrogatoire et sans aucune preuve matérielle du fait, on a excédé les pouvoirs de sa charge ; 2° qu'en me déclarant coutumier de ces sortes d'œuvres ténébreuses et criminelles, on a outrepassé les bornes, non-seulement de sa charge, mais de la justice même des tribunaux ; car pour établir une pareille accusation légalement, il eût fallu des preuves, des faits, des témoignages antérieurs à ceux de la fille P*** ; or, rien de pareil n'a eu lieu. C'était donc une simple conjecture, un soupçon vague, toutes choses qu'on est libre d'entretenir comme homme, mais qu'on n'a pas le droit de manifester comme magistrat.

CHAPITRE IX.

Les journaux m'ont calomnié en rendant un compte inexact de mon procès, en ne donnant à leurs lecteurs que l'acte d'accusation et les dépositions des témoins à charge, sans mentionner les dépositions à décharge et les moyens employés par la défense.

Je vais laisser les journaux rendre compte eux-mêmes des débats, en me réservant toutefois le droit de les redresser, preuves en main, quand il dévieront. Rien n'est plus délicat que l'honneur d'un accusé, et je m'étonne que des feuilles graves apportent si peu de soin, souvent même si peu de bonne foi, dans le récit qu'ils font des tribunaux. Quelques autres, beaucoup trop préoccupés de questions politiques, dédaignent de s'occuper des individus mis en cause; ce sont souvent, il faut le dire avec tristesse, ceux qui proclament le plus haut leurs convictions philanthropiques; à force de songer à l'humanité, ils finissent par ne plus se soucier des hommes.

Les plus coupables encore sont ceux qui se croient engagés à soutenir les bévues de l'autorité comme des actes officiels d'un gouvernement, et qui appellent l'invention, souvent même la calomnie, au secours de leur erreur. Pour ceux-là tout individu mis en cause, fût-il mille fois absous par le jury, reste toujours coupable; car, suivant eux, le gouvernement est infaillible, et le ministère public attient au gouvernement. Voilà par quelle triomphante logique ces journaux sont poussés à immoler au pouvoir qu'ils servent les intérêts les plus délicats et les plus graves de la justice.

Je vais laisser parler les feuilles quotidiennes qui se sont occupées de mon affaire; la *Gazette des Tribunaux* d'abord :

« *Un médecin, connu dans la pratique de l'accouchement, et* une sage-femme, comparaissent devant la cour d'assises, sous la grave accusation d'avortement. A côté d'eux vient s'asseoir une jeune fille à laquelle l'accusation reproche d'avoir consenti à l'avortement. A dix heures et demie, l'audience est ouverte. Le sieur Halmagrand se place le premier; vient ensuite la femme Sagot, sage-femme, puis la fille Picard. Cette dernière est une grosse fille qui ne manque pas de fraîcheur, mais dont la figure est sans distinction.

M. l'avocat-général de Thorigny occupe le siége du ministère public; Mes Pijon, Wollis et Arronsohn sont au banc de la défense. »

Le *Messager* ajoute, voulant sans doute mêler du drame à cette triste et simple mise en scène :

« Plusieurs linges ensanglantés figurent sur la table des pièces à conviction. L'on y voit aussi deux instrumens, dont l'un consiste en un tube élastique, renfermant une aiguille d'environ un décimètre, et destinée, suivant l'accusation, à donner la mort au fœtus; l'autre instrument est recourbé, et paraît destiné à débarrasser la matrice. »

Or, rien de plus faux que cette assertion du *Messager*, puisque l'enquête et la déclaration de M. Devergie constatent positivement, d'abord que les organes de la femme ne présentent aucune lésion annonçant *l'introduction d'un instrument piquant*, ensuite que les instrumens trouvés chez moi étaient *d'un usage journalier dans la pratique de la chirurgie.*

J'engage le *Messager* à se méfier dorénavant de ses impressions noires vis-à-vis des prévenus, et à ne point changer en armes homicides des instrumens paisibles et innocens, qui n'ont qu'un but d'humanité.

Pour donner à ce conte plus de vraisemblance, le *Messager* ajoute :

« On trouva au domicile de M. Halmagrand, dans le tiroir d'un bureau, l'instrument qui avait été indiqué par la fille Picard. »

Voilà certes la clé de Barbe-Bleue trouvée! De tels mensonges seraient ridicules et amusans s'ils n'étaient atroces. Redisons une dernière fois que, de l'aveu des médecins experts, il n'y eut ni aiguille ni sonde coupables découvertes chez moi (1); tous ces instrumens n'existent que dans la tête malsaine du *Messager*.

Le même journal, qui tient absolument à calomnier mes instrumens et à trouver une blessure quelconque, met encore sur le compte de M. Ollivier (d'Angers) cette opinion fausse :

« M. OLLIVIER (d'Angers), *médecin, a examiné le fœtus; il n'y a vu aucune trace de piqûre.* »

Comment M. Ollivier et le *Messager* lui-même auraient-ils découvert une piqûre sur l'embryon, puisque, d'après le témoignage de l'expert, il n'a point été trouvé d'embryon; les aiguilles les plus coupables et les plus mal vues du *Messager* ne sauraient en bonne conscience percer ce qui n'existe pas. Voici les paroles mêmes de la procédure : « *Au milieu des taches de sang se* « *trouvent quelques caillots de sang noir épais dont le volume* « *varie depuis une noix jusqu'à celui d'un petit œuf de poule ;* « *ces caillots ne renferment* AUCUN EMBRYON, OU DÉBRIS D'EM- « BRYON DE PLACENTA OU DE MEMBRANE. »

Comprend-on maintenant comment un journal grave ose placer M. Ollivier (d'Angers) en présence d'un *fœtus* dont il n'existe pas en réalité le moindre débris ? C'est lui faire jouer le rôle de ce sénateur qui, dans la fameuse satire de Juvénal, louait la grandeur et la beauté d'un poisson en lui tournant le dos, car il était aveugle :

> Nemo magis rhombum stupuit ; nam plurima dixit
> In lævum conversus ; at illi dextra jacebat
> Bellua :

Ici le *Messager* pousse la clairvoyance de l'expert jusqu'à vouloir découvrir des piqûres dans un fœtus absent, à peu près comme un astronome qui chercherait des taches au soleil pendant la nuit.

Au reste, ces inventions du *Messager* tendent à un but qu'il

---

(1) On saisit chez moi une sonde de femme et une d'homme en argent, plus un porte-caustique de Ducamp, pour les rétrécissemens du canal de l'urètre chez l'homme.

est aisé de deviner. Ces mensonges à la fois officieux et officiels sont même d'un grand avantage pour moi, car ils supposent ce qui eût dû exister pour qu'on pût légalement me traduire en justice. Ces instrumens coupables trouvés chez moi, cet embryon, fruit positif d'un avortement équivoque, établissent en effet les seules charges sérieuses au nom desquelles on eût pu raisonnablement me poursuivre. Le malheur est que le *Messager*, ni tout autre, ne puisse faire que ces choses aient existé, et par conséquent que mon arrestation soit justifiée en droit. Ces charges dont le journal ministériel sent la nécessité pour donner à mon procès des semblans de raison, sont des charges fausses et chimériques, et il fallait vraiment bien compter sur une protection occulte pour oser risquer de pareilles inventions en face de la justice et du pays.

Je fis au bout de quelques jours un appel à la bonne foi du *Messager*, en le sommant d'insérer une lettre qui contenait la rectification des faits; ce journal n'en inséra qu'une partie; la rédaction première subsista donc, c'était le moyen d'atténuer autant que possible vis-à-vis de moi les bénéfices de l'acquittement. Je restais un homme dûment et légalement traduit aux assises pour un crime dont il existait des preuves suffisantes. C'est là que tendaient ces inventions d'aiguilles et d'embryon. On devait après la lecture du *Messager* s'étonner de l'acquittement, au lieu de s'étonner, comme on devait le faire à bien plus juste droit, de l'accusation.

Telle est l'indépendance dont se targue la presse quotidienne! C'est ainsi qu'elle interprète le sens de la constitution dont la lettre est pourtant si libérale! A-t-elle donc déjà oublié sa mission qui consiste bien moins à applaudir aveuglément à tous les actes des différens *gouvernans*, qu'à protéger et à défendre constamment la propriété, la sûreté et l'honneur des citoyens?

Le *Journal des Débats* ne s'est guère montré pour moi plus bienveillant. Après avoir donné un grand développement à l'acte d'accusation et aux dépositions à charge, il m'accorde pour toute justification la phrase suivante:

« M⁰ PIION *présente la défense de M. Halmagrand.* »

Le même journal clôt le compte-rendu de ces débats si animés et si palpitans sur cette phrase suspensive:

« *L'arrêt sera rendu sans doute fort avant dans la nuit.* »

Le lendemain, parmi les nouvelles de Montpellier et le testament de Mad. de Feuchères, le même journal glisse sournoisement dans l'une de ses longues colonnes ces mots d'une sécheresse désespérante :

« *La cour d'assises a terminé, cette nuit, à quatre heures du matin, l'affaire du docteur Halmagrand, de la demoiselle Sagot, sage-femme, et de Joséphine Picard, jeune domestique.*

« *Après un résumé impartial et lumineux de M. Poultier, président de la cour, les jurés se sont retirés dans leur chambre de délibération. Le jury a déclaré les trois accusés non coupables du crime d'avortement, qui aurait été commis avec violence sur la personne de Joséphine Picard, et du consentement de celle-ci. En conséquence, ils ont été acquittés et mis immédiatement en liberté.* »

On ne s'y prendrait pas autrement, alors qu'on aurait contre un homme des intentions de ruine. Quels sujets peuvent avoir cependant ces deux journaux de m'en vouloir ? Aucun sans doute : nous regrettons seulement que par une lâche complaisance ils aient servi les intérêts d'une accusation mal fondée, au détriment des miens ; il y a quelque chose au-dessus des pouvoirs établis, c'est la société, c'est la justice ; je regrette qu'on ait blessé en moi ces deux puissances.

Quelque faible en effet que soit un accusé, il représente toujours une chose auguste et grave, le droit de défense ; ce droit a été violé dans ma personne, puisque, d'un côté, on invente contre moi des charges mensongères, et que de l'autre on n'accorde à ma justification que les superbes dédains d'une nouvelle brève et succincte, venue après vingt-quatre heures d'accusation imprimée.

La *Gazette des Tribunaux* a commis la même faute. Cette gazette est le *Journal des Débats* du Palais. Voici toute ma défense dans cette feuille :

« *Me Arronsohn plaide pour la fille Picard, Me Pijon pour le docteur Halmagrand, et Me Wollis pour la femme Sagot.*

« *M. le président fait avec impartialité le résumé des débats.*

« *Au moment où nous mettons sous presse, le jury n'a pas encore rendu son verdict.* »

Il est vrai que ce journal rapporte avec une certaine fidélité mes réponses dans le cadre du moins qui lui est assigné ; je l'en remercie ; c'est le meilleur plaidoyer d'un innocent que la parole sincère et spontanée qui lui vient sur les lèvres, à la vue des charges de la justice. Il était néanmoins nécessaire d'y ajouter des développemens que les journaux ont supprimés et que j'ai cru devoir rétablir ; c'est là le seul but de cette brochure.

Je ne suis point un homme de parti ; je n'ai guère d'autre opinion que la science ; je rends service à tous les individus qui s'adressent à moi, sans leur demander ce qu'ils pensent, mais bien ce qu'ils souffrent. Je suis médecin, ce qui veut dire l'homme de l'humanité malade et languissante. Loin de moi donc le reproche d'avoir donné prétexte à cette mauvaise grâce des journaux ministériels par ma profession de foi politique. Mais si je m'intéresse peu aux querelles de partis et de factions hostiles, si mon caractère se refuse aux passions publiques, tout en reconnaissant d'ailleurs ce qu'elles peuvent avoir de grand et de généreux, cela ne m'empêche pas de protester à ma manière contre les abus de nos institutions, surtout quand ces abus graves et immédiats blessent directement ma profession. Alors seulement je sors de mon calme et de mon silence, non pour vouloir détruire ce qui existe, mais pour chercher paisiblement à l'améliorer ; c'est même un devoir à mes yeux pour tout citoyen de redresser les torts dont il est victime et de les signaler afin d'en empêcher la répétition. Ce devoir je l'ai rempli en attaquant le zèle maladroit qu'ont montré trois journaux pour *conserver* même les abus, même les fautes de l'autorité. A leurs yeux, tout ce qui émane d'un des organes du gouvernement est par cela même consacré ; c'est l'arche sur laquelle aucun d'eux n'oserait porter des mains téméraires et profanes. Pour qu'un acte soit réputé bon par eux, il suffit qu'un fonctionnaire quelconque l'ait exécuté. De tels hommes sont dangereux ; il convenait de les surprendre en flagrant délit d'erreur et de les traduire au tribunal de la publicité : je le fais. Je proteste contre toute autre intention malveillante. Si j'attaque ces hommes pour leur dévoûment aveugle et fatal à tout ce qui existe, bon ou mauvais indistinctement, c'est que je trouve qu'ils nuisent au progrès calme et légitime en préférant toujours et malgré tout le gouvernement à la société.

En face de tous ces comptes-rendus infidèles qui altèrent tous plus ou moins, sinon le fond, au moins la forme de mon acquittement, il m'est bien doux de placer un article de l'*Hygie*, qui rend du moins justice à mon caractère, à mes services, et au zèle de mes confrères :

« Le jury du département de la Seine vient de faire un acte de haute justice en rendant à sa famille, à ses nombreux amis et à ses cliens, notre bon et digne confrère le docteur Halmagrand, sur lequel une horrible dénonciation avait fait peser une accusation d'avortement. Les circonstances qui ont servi de base à cette accusation sont telles que si elles avaient entraîné une condamnation il n'est pas un accoucheur qui eût pu se croire en sûreté dans l'exercice de sa profession; voici le fait :

« Une fille de vingt-trois ans, domestique, se croyant enceinte, monte *par hasard* chez une sage-femme dont elle aperçoit l'enseigne, pour avoir des renseignemens sur sa position. Cette sage-femme, jugeant prudent de s'en référer aux lumières d'un médecin, engage la consultante à revenir le lendemain prendre l'avis du docteur Halmagrand qui soigne chez elle une dame sa pensionnaire. L'entrevue proposée a effectivement lieu le surlendemain chez la sage-femme, et là le docteur Halmagrand, au dire de la fille, lui aurait immédiatement, sans aucunement s'assurer de son consentement, et elle étant debout, introduit, en lui causant une grande douleur, un instrument propre à la faire avorter, puis l'aurait engagée à revenir le lendemain chez lui, où elle se rendit si matin qu'elle le trouva au lit. Ce jour-là encore M. Halmagrand lui aurait, toujours à son insu, et dans la même position, fait une opération semblable à la première, mais bien plus douloureuse. Trois ou quatre jours après, la fille aurait avorté; ayant reçu la visite de sa tante, elle lui confia ce qui lui était arrivé. Cette tante, au désespoir, et animée d'un courroux surnaturel, attendit le docteur chez la portière, où elle lui fit des reproches et des menaces qui déterminèrent M. Halmagrand à porter plainte; mais la justice, dans sa sévère équité, crut devoir ordonner l'arrestation du plaignant; c'est ainsi que M. Halmagrand, d'accusateur qu'il était, s'est trouvé dans la nécessité de venir se justifier devant la cour d'assises; et la fille, qui n'aurait eu ni le désir, ni même la pensée de se faire avorter, alléguait cependant qu'elle avait emprunté

150 fr. pour payer le médecin ; et à qui? à un cocher de cabriolet qui l'a conduite chez le médecin ; et ce cocher, par un bien singulier hasard, n'avait fait aucune difficulté de mettre cette somme à la disposition d'une domestique.

« Toutes ces assertions, et l'accusation à laquelle elles servaient de base, ont échoué devant la conscience du jury, dont la sagesse d'ailleurs a été éclairée par les attestations que sont venus donner de la moralité de M. Halmagrand des hommes aussi haut placés dans l'opinion publique que MM. Moreau, Londe, Capuron, Gibert, Baudelocque, et par l'impossibilité bien constatée par tous les hommes de l'art, d'abord de provoquer l'avortement dans la position déclarée par la fille accusatrice, ensuite avec des instrumens qui, ayant causé tant de douleurs, n'avaient laissé aucune trace de leur passage.

« Nous regrettons bien sincèrement que les journaux politiques n'aient donné au public que l'acte d'accusation, et se soient bornés à annoncer le verdict d'acquittement, sans le faire précéder des moyens dont la défense a su tirer un si habile parti par l'organe de MM. Pijon et Wollis. Mais ce que nous avons admiré, c'est l'intérêt que le corps médical tout entier a montré pour M. Halmagrand. La confraternité des médecins ne serait-elle donc pas un vain mot? Nous en acceptons l'augure. »

Je terminerai ici cet examen des journaux, presque tous les autres ayant gardé sur mon affaire un silence qu'ils ont peut-être pris pour de l'obligeance, mais qui m'a au contraire contristé. Quelles que soient les haines ou les calomnies soulevées contre moi, je n'ai jamais craint la lumière.

CHAPITRE X.

Physionomie des débats dans mon procès. — Conduite de M. le président Poultier et de M. de Thorigny, avocat-général.

Il y a dans la physionomie des débats judiciaires mille détails fugaces et mobiles qui échappent à l'observation superficielle des journaux, ou qu'ils négligent de communiquer à leurs lecteurs, quoique souvent ces détails importent beaucoup à l'ensemble du tableau. Nous allons les consigner ici, autant du moins que notre mémoire nous les a conservés.

Les personnes présentes aux débats ont remarqué par exemple que M. le président Poultier me traitait, dans le commencement de son interrogatoire, avec une certaine rigueur; la sécheresse de ses paroles et de son ton de voix pouvait presque faire croire qu'il partageait les préventions du ministère public contre moi. Il y avait en effet dans la manière dont il posait certaines questions un tour peu bienveillant qui tenait du réquisitoire. Mais lorsqu'il vit que je me défendais dignement, par des preuves tirées de la science elle-même, et en quelque sorte l'anatomie à la main, il s'adoucit progressivement; sa voix laissa tomber ce qu'elle pouvait avoir de soupçonneux, et son intérêt pour moi devint sensible. Cet intérêt alla toujours croissant jusqu'à la fin des débats, qu'il résuma avec une bienveillance remarquable, accordant à peine cinq minutes aux argumens de l'accusation, tandis qu'il s'étendit longuement et gravement sur ceux de la défense. Ce changement non subit, mais sincère et gradué, qui fit passer un magistrat honorable, judicieux et convaincu, d'une sévérité extrême à une complaisance visible, ne peut prendre sa source que dans des motifs dignes d'estime. M. le président a été frappé, d'un côté, par la base ruineuse sur laquelle chancelait l'accusation, de l'autre, par l'évi-

4

dence toute victorieuse que la défense apportait avec elle; il se laissa en un mot entraîner à cette impression générale d'acquiescement et de sympathie pour l'accusé, qui, vers la fin des débats, avait gagné tout l'auditoire.

Je tiens à être juste envers tout le monde. La charge qu'exerçait contre moi M. de Thorigny, avocat-général, ne m'empêchera pas de dire qu'il l'a remplie avec une dignité et une bienséance fort rares aujourd'hui; il a trouvé moyen de faire son devoir sans manquer aux convenances; c'est un éloge que je me plais à lui adresser. Je n'entends pas dire pour cela qu'il ait négligé les moyens d'accusation que le hasard lui fournissait; mais il l'a fait avec une réserve pleine de bon goût, écartant toujours les questions personnelles. Celui-là n'a pas été fouiller dans ma vie; il n'a pas supputé mes revenus et compté mes écus dans mon secrétaire pour établir le chiffre de ma fortune chétive. C'est un homme instruit et bien élevé qui ne descend pas à de pareils griefs contre un accusé honorable. Il s'est peut-être étonné de ma *fortune précaire* comparée à mes travaux, mais il a eu du moins la pudeur et l'esprit de ne pas me la reprocher.

Il est étonnant du reste qu'on en soit réduit à remercier des ménagemens et des égards qu'on apporte dans l'exercice d'une charge : mais il en est malheureusement ainsi; j'ai eu sous les yeux l'exemple d'un personnage chargé de fonctions peu aimables, qui trouvait encore moyen de les noircir par l'âpreté et la rudesse toutes sauvages des formes, et j'avais besoin d'en établir ici le contraste. M. de Thorigny est un bel orateur, calme, froid, mais imposant; il n'a pas recours, pour soutenir l'accusation, à ces accès de colère injurieuse ni à ces explosions de voix grossières qui compromettent la dignité de la justice, sans lui apporter aucune lumière; il fait un appel à la raison du jury et non à ses passions; il accuse, ainsi le veulent les fonctions dont il est revêtu; mais il relève cela par la décence de ses attaques et par tous les agrémens que la nature puisse donner à un homme.

Si la justice était toujours exercée par des hommes semblables à M. de Thorigny, on pourrait encore déplorer quelquefois ses erreurs, mais du moins on ne se plaindrait jamais de ses écarts.

Sans prétendre ici lever le voile sur les délibérations secrètes du jury, je puis affirmer que mon acquittement fut prononcé à l'unanimité. Je ne me prévaudrai d'ailleurs que très-peu de cette circonstance. Il me suffit du verdict en lui-même. Là où est la majorité est la justice; selon l'évangile, là où plusieurs personnes se trouvent rassemblées, se trouve le Verbe de Dieu.

Ici s'arrêteront donc mes observations sur la forme judiciaire. Après avoir montré les fautes dans l'expertise et la conduite du procès, je dois essayer de tracer le chemin normal qu'on aurait dû suivre pour arriver à une conviction éclairée; ceci résultera de l'exposé suivant et de quelques considérations techniques sur la question médico-légale.

CHAPITRE XI.

De l'avortement et de l'accouchement prématuré provoqués, attitudes dans lesquelles la femme peut être placée pour faire parvenir un instrument curviligne ou rectiligne, flexible ou inflexible, dans la cavité de l'utérus.

Les médecins savent, et les personnes étrangères à l'art de guérir sauront qu'on a réservé le nom d'*Augustie pelvienne*, ou étroitesse du pelvis, à cet état de rétrécissement du bassin, au-dessous de trois pouces à trois pouces moins un quart (0,080 à 0,073), qui ne permet ni l'accouchement naturel ni l'extraction de l'enfant par l'application du forceps. Le médecin n'a alors de ressource qu'en agissant sur le produit pour en diminuer le volume, ou sur le bassin afin d'en augmenter la capacité, ou bien en extrayant l'enfant par une voie artificielle qui constitue l'opération césarienne.

Dans plusieurs circonstances la nature a pu se suffire à elle-même et permettre l'expulsion spontanée du produit, le rétrécissement du corps contenant étant énorme par rapport au développement du corps contenu. Smellie, Baudelocque et Noury en citent des exemples. Si ces faits expliquent la possibilité, ils n'autorisent pas l'expectation qui, dans la majorité des cas, est funeste au moins pour l'enfant; aussi, toutes les fois qu'une femme enceinte a un bassin présentant moins de trois pouces moins un quart (0,073), il convient de rechercher à quel moyen on doit recourir pour conserver au moins la mère, si on ne peut conserver les deux individus. Les moyens qui peuvent faire espérer d'arriver à ce résultat sont, 1° le *régime débilitant*, 2° *l'avortement provoqué*, 3° l'accouchement provoqué avant terme.

Le régime débilitant auquel on pourrait soumettre la femme

enceinte a été considéré par quelques praticiens, au nombre desquels on doit placer M. le professeur Moreau, comme capable
d'arrêter le développement du produit et de lui communiquer une
diminution de volume favorable à son issue extra-pelvienne. Mais
c'est un moyen incertain. Ne voit-on pas en effet des femmes très-
grêles et débiles donner le jour à des enfans forts, robustes et
volumineux.

L'avortement provoqué est une opération par laquelle, dans les
premiers mois de la grossesse, on détruit l'œuf et on le transforme
en un corps étranger, qui devra bientôt être expulsé par les con-
tractions de la matrice. En 1840, dans le traité d'accouchemens
que j'ai publié, je disais, page 447, *que c'était encore une
question pour moi de savoir si légalement, même après une
consultation, un médecin pouvait recourir à cette opération
dans le cas où le bassin aurait moins de deux pouces* (0,054).
Actuellement je n'hésite pas à dire qu'on doit recourir à ce moyen
si la femme est viciée au point de rendre la mort certaine dans
le cas où l'accouchement aurait lieu à terme, ou même s'il
était provoqué à l'époque de la viabilité du fœtus. Agir autrement serait protéger une existence très-incertaine, au détriment
de la vie d'une femme utile et nécessaire à ceux qui l'environ-
nent.

L'accouchement prématuré artificiel a pour résultat de déterminer l'expulsion du produit aussitôt sa viabilité déclarée. Dès 1799
ce procédé fut appliqué par May, en Allemagne. Cette ressource
obstétricale est précieuse. Les praticiens modernes s'en occupent
avec intérêt pour apprécier les circonstances dans lesquelles la
mère et le produit peuvent être conservés l'un et l'autre par cette
méthode. On comprend qu'on ne peut y recourir qu'autant que la
femme est arrivée à l'époque de la grossesse à laquelle commence
la viabilité du fœtus, viabilité qui, bien que fixée par la sagesse du
législateur à six mois révolus de gestation, pour tenir compte des
anomalies, n'existe réellement dans la majorité des cas qu'à sept
mois accomplis. Ce n'est donc qu'à la fin du septième mois qu'on
pourra, en recourant à l'accouchement prématuré artificiel, espérer
d'obtenir un enfant viable.

On serait étonné si j'indiquais ici toutes les recherches auxquelles on s'est livré pour arriver avec exactitude à rendre possible

un accouchement physiquement impossible en supputant l'augmentation de volume du fœtus tous les dix jours proportionnellement à tel ou tel degré de rétrécissement pelvien. Mais cela serait en dehors de mon sujet.

Il ne faut donc pas que des médecins feignent d'ignorer les moyens chirurgicaux capables de déterminer l'expulsion prématurée d'un produit. Ce serait ignorance chez eux s'ils ne connaissaient pas ces différens procédés. D'un autre côté, il ne faut pas que les magistrats considèrent ces moyens mécaniques comme criminels dans tous les cas. Il suffira d'avoir lu avec attention le commencement de ce chapitre pour être convaincu que dans des circonstances données il est permis de sacrifier le produit pour conserver la source qui lui a donné la vie. Cette opération a tellement excité l'attention des médecins que les méthodes opératoires en sont assez nombreuses; il suffit pour cela de citer à ce sujet les opinions de Hamilton, d'Outrepont, de Thomson, de Conquest et de Kluge. En 1827 M. le docteur Costa proposa même de recourir à cette opération dans des cas étrangers au rétrécissement pelvien ; pour des maladies chroniques de la mère, la grossesse tardive, les maladies du cœur, l'hydrothorax, l'ascite, la gangrène étendue et même l'insertion du placenta sur le col. Plusieurs praticiens, au nombre desquels on doit citer M. le docteur Amussat, par les résultats heureux qu'il en a obtenus, ne se sont-ils pas occupés du cathétérisme du col utérin pour le désobstruer ou détruire ses rétrécissemens partiels ou complets qui déterminent quelquefois la stérilité, la dysménorrhée (1) ou l'aménorrhée (2) chez les femmes.

Puisque des médecins aussi recommandables se sont occupés de l'opportunité de pratiquer cette opération, celle-ci n'est plus clandestine, elle est avouée et déterminée par les règles de l'art, lorsqu'elle est indiquée. Des instrumens ont été proposés et institués pour la pratiquer. Ces différens instrumens ont leurs avantages et leurs inconvéniens. Les uns remplissent mieux les conditions voulues, les autres peuvent blesser mortellement. Je devrais les avoir, car il se pourrait que je fusse appelé auprès d'une femme sur laquelle on devrait déterminer l'expulsion prématurée du produit;

(1) Difficulté des règles à s'écouler.
(2) Absence des règles.

ou bien j'aurais dû encore les avoir pour en démontrer la manière d'agir, indiquer les inconvéniens qui ressortent de leur forme, surtout quand ils sont dirigés par une main ignorante ou malhabile. Si donc les personnes venues chez moi faire des recherches eussent trouvé ces instrumens, leur présence entre mes mains aurait-elle été pour moi un premier degré de culpabilité ? Leur possession ne serait pas, ce me semble, une preuve que j'en fais un criminel usage. Comme on n'a pas trouvé ce genre d'instrument, on a saisi chez moi 1° une sonde de femme qui m'est d'une utilité journalière, 2° un porte caustique pour le traitement des rétrécissemens urétraux, 3° enfin une sonde d'homme en argent. Je ne puis en vérité pas comprendre comment ces instrumens purent exciter l'attention des personnes qui firent chez moi cette perquisition. Elles me dirent qu'ils avaient de l'analogie avec celui signalé par la fille P***. Je le veux bien, mais encore ce n'étaient que des instrumens ordinaires et d'un usage quotidien. Le magistrat instructeur me fit aussi observer que la sonde d'agent était teinte de sang ; mais il me semble que cela n'a rien d'étonnant. Un médecin praticien qui s'occupe aussi de recherches anatomiques n'a-t-il pas ses instrumens plus ou moins tachés de sang ? De ce qu'on trouverait, chez un homme accusé de faux, une plume teinte d'encre, en conclurait-on que son propriétaire doit être un faussaire ?

Je le répète, on aurait trouvé chez moi des instrumens spécialement destinés à déterminer l'expulsion prématurée du produit, que cela n'aurait rien signifié, attendu que je devrais les avoir, quand ce ne serait que pour en faire la description aux élèves qui suivaient mes leçons.

Si les auteurs se sont occupés des indications dans lesquelles on peut déterminer l'expulsion du produit, s'ils ont proposé différens procédés opératoires et divers instrumens, à plus forte raison ont-ils dû indiquer dans quelle attitude on doit placer la femme pour la soumettre à cette opération. En effet, tous sans exception disent qu'il faut disposer la femme comme pour la soumettre à l'application du forceps, c'est-à-dire qu'elle doit être couchée en supination, sur le dos, sur le bord d'un lit, les cuisses fléchies sur l'abdomen, les jambes sur les cuisses et le siége un peu élevé, afin que la partie supérieure, ou diaphragmatique de l'abdomen étant un peu déclive, les organes pelviens soient débarrassés du poids des viscères abdominaux.

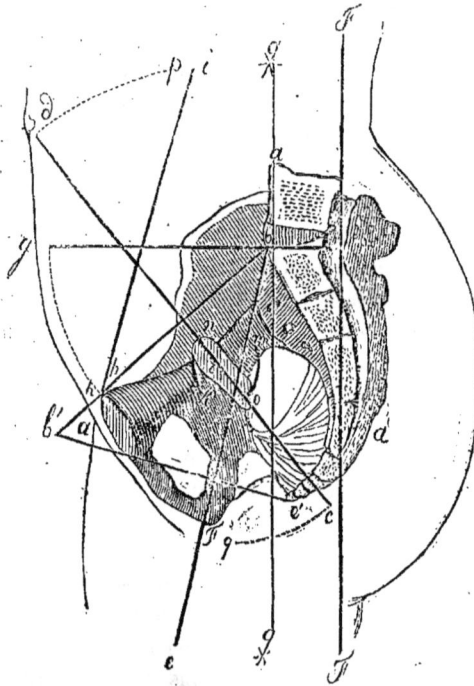

Aurais-je donc pratiqué l'introduction d'un instrument pointu dans une attitude qui a été regardée par tous les médecins comme s'y opposant physiquement. Il m'est facile de rendre palpable la difficulté et l'impossibilité qu'il y aurait à introduire un instrument à travers le col de la matrice d'une femme qui ne serait grosse que de deux mois et demi. Car en effet, dans la station debout, la matrice a une direction perpendiculaire à une ligne dont une extrémité serait abaissée de 60° au-dessous de l'horizon.

Pour rendre cette disposition plus facile à saisir, qu'on prenne la peine de jeter un coup d'œil sur la figure suivante :

Explication.

a, a, a. Coupe verticale d'un bassin de femme.
b, b'. Diamètre antéro - postérieur du détroit supérieur.
d, c. Axe du détroit supérieur indiquant la direction de l'axe de la matrice.
b'. Extrémité antérieure du diamètre antéro-postérieur indiquant l'abaissement de cette ligne au-dessous de la ligne horizontale.
b, c. diamètre antéro-postérieur du détroit inférieur.
c, f. Direction de l'axe du détroit inférieur et de l'orifice inférieur ou externe du vagin.
g, b. Ligne horizontale.
g, h. Arc de cercle mesurant l'abaissement de l'extrémité antérieure du diamètre antéro-postérieur au-dessous de l'horizon.
i, h. Direction de l'axe de la cavité abdominale.
n. Fond de la matrice.
o. Col de la matrice.
r. La matrice.

Elle représente une moitié de bassin supposé dans la station debout. La ligne *f f* est la perpendiculaire, et celle *g b* la ligne horizontale. Dans cette attitude on voit que l'extrémité antérieure b' du diamètre $b'b$ est abaissée au-dessous de la ligne horizontale $g\ b$; d'une étendue assez considérable, mesurée par l'arc de cercle $g\ h$ qui est à peu près de 40°. Dans cette attitude l'utérus se trouve placé parallèlement à la direction de l'axe du détroit supérieur représenté par la ligne $d\ c$. Cette première ligne $d\,c$ représente donc la direction de l'utérus. D'où il résulte que l'orifice extérieur du col de la matrice est dirigé en bas et en arrière. Vous ajouterez encore que dans cette attitude le poids des intestins grêles réagit sur la face postérieure de la matrice pour augmenter son obliquité; cette réaction des intestins sur l'utérus a lieu dans la direction de l'axe de l'abdomen représenté par la ligne $i\ h$. Sous cette influence l'utérus aurait une tendance encore à basculer en avant par son fond et en arrière par son col, en décrivant par ce même fond le petit arc $j\ k$, et par son col l'arc de cercle $o\ m$ (1). Supposons que je veux, dans cette position verticale, introduire un instrument à travers le col de la matrice pour parvenir dans la cavité du corps; d'abord l'instrument sera mousse ou pointu : *mousse*, il y aura plus de difficulté à le faire pénétrer chez une primipare, à travers un orifice peu perceptible au toucher; *pointu*, *acéré*, il piquera, lésera, déchirera les parties. Bien que la fille P*** ait dit avoir éprouvé une grande douleur, celle-ci n'aurait été que l'expression de quelque lésion mécanique des organes, qui n'en présentèrent aucune trace à l'exploration de MM. les médecins experts.

Ces instrumens pourraient encore être ou *flexibles*, en gomme élastique, ou *inflexibles métalliques* : une sonde flexible ne pourra pas être introduite à travers la cavité du col de l'utérus d'une femme *primipare enceinte de deux mois et demi;* car l'orifice externe à cette époque est à peine perceptible pour le toucher; les surfaces sont trop rapprochées l'une de l'autre, le tissu du col est trop dense pour que la sonde ne fléchisse point. Cette flexion commençant ne peut qu'augmenter sous la pression extérieure, et alors l'introduction devient impossible. Il arriverait

---

(1) C'est par ce mécanisme que l'on explique la fréquence d'un déplacement assez commun de la matrice, connu sous le nom d'anté-version.

alors ce qu'on observe lorsque, voulant introduire chez l'homme une bougie à travers un fort rétrécissement urétral, l'extrémité de l'instrument va s'arc-bouter sur un point de la circonférence de la coarctation, et alors se recourbe en sens inverse du mouvement de progression que dans le principe on communiquait à la sonde pour pratiquer son introduction. Il arrive même que, croyant avoir dépassé le point rétréci du canal, on est étonné de voir l'extrémité introduite de la bougie ressortir par l'orifice externe du canal de l'urètre, ce qui a été observé par tous les praticiens, et il me semble l'avoir entendu dire, dans une de ses conférences, par M. le docteur Amussat. On a dit qu'une sonde en gomme élastique pouvait être rendue *inflexible*, et par conséquent être introduite en l'armant de son mandrin; mais alors ce n'est plus une sonde flexible, elle prend une partie des propriétés physiques d'une sonde métallique.

Ou bien la sonde sera *métallique inflexible*, dans cette dernière supposition elle sera *curviligne* ou *rectiligne*, qu'elle serve ou non de conducteur à une sonde à dard.

Curviligne, ce serait l'instrument le plus dangereux à employer. Comment, en effet, introduire sur une femme placée debout, sans le secours de la vue, une sonde courbe à travers le col d'une matrice primipare, sans léser le vagin ou le col utérin. Ne connaît-on pas les accidens graves et quelquefois mortels qu'on détermine en cherchant à vaincre un obstacle à l'introduction d'une sonde courbe dont l'extrémité interne à introduire n'est dirigée ni par la vue ni par le toucher. C'est pour éviter ces graves accidens dans le cas de rétrécissement considérable du canal de l'urètre chez l'homme qu'on a proposé de substituer le cathétérisme *rectiligne* ou *curviligne*. En effet, dans le rectiligne, si du moins on ne peut suivre de l'œil l'extrémité introduite de la sonde, on est sûr que cette extrémité interne suivra toujours la direction de l'extrémité externe que l'œil ne cesse pas de diriger. On voit donc qu'une sonde courbe qu'on chercherait à introduire dans les circonstances supposées par l'accusation dirigée contre moi ne pourrait point absolument suivre la direction de la cavité du col et irait s'arc-bouter ou déchirer les parties circonvoisines.

Si on emploie une sonde *rectiligne*, mais toujours métallique, l'instrument ne pourra être plongé dans les parties de la femme que parallèlement à l'axe du détroit inférieur, représenté sur la figure par la ligne *e f*. On voit que cette ligne va tomber presque obliquement sur l'axe de l'utérus, représenté par la ligne *d c*. En suivant la direction *e f*, l'instrument rectiligne ne pourra pas s'introduire parallèlement à l'axe du col de l'utérus. Cet organe sera encore plus obliquement dirigé par la réaction des viscères abdominaux qui pèsent sur lui dans la direction de la ligne *i h*, lorsque la femme est debout. La sonde ira donc droit en arrière et en haut percer le vagin ou la partie postérieure du col de l'utérus, et pourra parvenir même dans l'excavation recto-vaginale.

Je crois donc avoir suffisamment démontré qu'il est anatomiquement impossible d'introduire un instrument à travers la cavité du col de la matrice d'une femme enceinte de deux mois et demi, dans la station debout.

Cependant, nous dira-t-on, l'impossibilité n'est pas aussi complète que vous voulez bien le faire croire; car il est malheureusement connu de tout le monde que des avortemens sont provoqués par l'introduction d'instrumens dirigés à travers la cavité du col. Mais combien de fois n'ai-je point été appelé auprès de femmes victimes de pareilles manœuvres! Il y en a une quantité qui me doivent la vie, les ayant soignées pour les accidens, conséquences de déchirures affreuses faites par des instrumens qui avaient agi comme je viens de l'indiquer; mais encore ces instrumens n'avaient pas été introduits dans la station debout, mais bien dans la situation couchée, en supination, sur le dos; de plus, ces instrumens avaient été conduits et suivis de l'œil au moyen du speculum. Dans la situation couchée cette introduction devient possible, et on le comprendra si on saisit l'explication suivante :

Lorsque la femme se couche sur le dos, en supination, la disposition de ses parties génitales internes change. Supposez en effet que la figure que vous avez sous les yeux, pag. 56, soit disposée de telle sorte que la ligne *f f*, au lieu d'être perpendiculaire à l'horizon, lui soit parallèle, alors vous aurez une idée du bassin et des parties qu'il contient lorsque la femme est couchée; la ligne *g b* deviendra perpendiculaire à l'horizon. Les intestins ne réagiront plus par leur poids sur la matrice, ils iront refluer vers le diaphragme. La matrice basculera de telle sorte que son fond *n* se portera en arrière et son col *o* en avant, mouvement de bascule dont on aura une idée plus complète en disant que la ligne $d\,c$ se portera en suivant les lignes ponctuées de d en p et de c en q. Dans ce mouvement de bascule, le parallélisme tend à s'établir entre la ligne $d\,c$ et $e\,f$; la matrice en un mot prend la direction de l'axe du détroit inférieur $e\,f$, et alors seulement elle devient accessible aux instrumens à introduire par l'orifice inférieur et dirigés au moyen du speculum.

On voit donc qu'il est imprudent et impossible d'introduire un instrument quelconque à travers la cavité du col utérin d'une primipare enceinte de deux mois et demi, dans les circonstances qui ont été acceptées par l'accusation qui a été dirigée contre moi, et indiquées par les assertions mensongères de la fille P***.

CHAPITRE XII.

Procès-verbaux des médecins experts Ollivier (d'Angers) et Devergie.

Nous nous sommes transportés chez ledit sieur Halmagrand, assité de M. Devergie sus-qualifié, et demeurant rue Richer, n° 14;

Où étant, nous lui avons fait connaître notre qualité et le motif de notre transport par la lecture de la commission rogatoire susdatée. M. Halmagrand nous a dit aussitôt qu'il était prêt à faciliter notre opération, qu'il le désirait, etc.

Dans le tiroir de gauche du bureau, du côté de la croisée, nous avons trouvé plusieurs instrumens de chirurgie, tels que speculum, sondes de gomme élastique, sonde d'argent, etc. Nous avons cru devoir saisir trois de ces instrumens, premièrement une sonde de femme en argent; deuxièmement une sonde d'homme en argent; troisièmement un porte-caustique en gomme élastique avec son mandrin.

Ces instrumens nous ont paru avoir, par leur forme, quelque analogie avec celui que la fille P*** nous avait désigné dans sa déclaration.

M. Devergie nous a déclaré que ces instrumens étaient d'un usage journalier dans la pratique de la chirurgie.

Nous n'avons trouvé parmi les papiers aucune note ou écrit ayant trait à la procédure commencée, etc.

De tout quoi avons dressé le présent que le sieur Halmagrand a signé avec nous, et Devergie après lecture.

Iᵉʳ RAPPORT DE MM. OLLIVIER (D'ANGERS) ET DEVERGIE.

Nous soussignés, docteurs en médecine, en vertu d'une ordonnance de M. ***, juge d'instruction, qui nous a commis à l'effet de visiter la fille P***, de déterminer si elle porte des traces ou indices d'un avortement récemment opéré, nous avons procédé à cet examen le QUINZE AVRIL MIL HUIT CENT QUARANTE ET UN (1).

Aujourd'hui, J. P*** est faible, sa démarche est lente et pénible, sa figure est pâle. Sa chemise est salie par de nombreuses taches d'un blanc grisâtre. Les parties génitales sont humides, le col de l'utérus est bas et placé assez avant; son ouverture est béante, on y introduit facilement l'extrémité du doigt; ses lèvres sont inégales et les bourrelets qui les forment n'ont pas la disposition normale qui leur est propre; au lieu d'un bourrelet antérieur et d'un bourrelet postérieur on voit très-distinctement trois divisions sur la circonférence du col, QUI, EXAMINÉ AU SPECULUM, NE PRÉSENTE AUCUNE TRACE DE PIQURE OU PERFORATION PAR UN INSTRUMENT QUI AURAIT ÉTÉ INTRODUIT DANS LE BUT DE PROCURER L'AVORTEMENT.

LA LIGNE BLANCHE N'A PAS SUBI DE DILATATION, LES SEINS NE SONT PAS ENGORGÉS (2), mais le sein droit laisse suinter un liquide LACTESCENT qui tache la chemise dans le point correspondant.

CONCLUSION.

Premièrement, la fille P*** offre les signes D'UN AVORTEMENT RÉCENT.

Deuxièmement, toutes les circonstances qu'elle nous rapporte sont vraisemblables et PEUVENT avoir précédé l'état dans lequel nous la trouvons aujourd'hui.

Troisièmement, il nous est impossible de dire si cet avortement a été provoqué ou s'il est survenu accidentellement.

Paris, le quinze avril mil huit cent quarante et un.

Signé DEVERGIE et OLLIVIER (d'Angers).

IIe RAPPORT DES MÉDECINS EXPERTS.

Conformément à l'ordonnance de M. le juge d'instruction près le tribunal de première instance du département de la Seine, nous avons

(1) C'est le 9 avril que je visitai cette fille pour la dernière fois. Or, du 9 au 15 il n'y a que six jours d'intervalle.

(2) Du 9 au 15 il y a six jours, ou du 27 mars au 15 avril il y a dix-huit jours. Or, dans l'espace de dix-huit jours, si une fausse couche a lieu, les seins sont engorgés long-temps après l'expulsion de l'œuf; c'est-à-dire au-delà des dix-huit jours.

examiné deux paquets de linge saisis par M. D***, commissaire de police, à l'effet de déterminer s'ils peuvent être rattachés au fait d'un avortement ; cette opération a eu lieu le seize avril mil huit cent quarante et un.

L'un des paquets porte pour étiquette trois chemises et un torchon déposés par la femme G***.

L'une des trois chemises est ensanglantée dans sa moitié inférieure. Au milieu des taches de sang se trouvent quelques caillots de sang noir, épais, dont le volume varie depuis une noix jusqu'à celui d'un petit œuf de poule ; ces caillots ne renferment AUCUN EMBRYON OU DÉBRIS D'EMBRYON, DE PLACENTA OU DE MEMBRANE.

Les deux autres chemises présentent de nombreuses taches de sang pur ou de sang mêlé de sérosité. Il en est de même du torchon, qui est sali dans une grande partie de sa surface par les mêmes liquides.

L'autre paquet est étiqueté : deux chemises, une serviette et un torchon saisis au domicile de la fille P***.

La serviette est salie dans presque toute sa surface par des taches jaunâtres du genre de celles que produiraient les suites d'un avortement ou d'une couche, lorsque l'écoulement sanguin est supprimé par le développement de la fièvre de lait.

Sur les deux autres chemises existent, tant en avant qu'en arrière et au voisinage des parties génitales, des taches dont les unes sont sanguinolentes et les autres séreuses.

CONCLUSION.

Premièrement, toutes les taches dont nous avons signalé l'existence sur les divers vêtemens qui nous ont été représentés PEUVENT provenir du fait d'un avortement (1).

Deuxièmement, l'aspect et la nature des taches observées sur les linges coïncident parfaitement avec les divers écoulemens qui accompagnent et suivent un avortement, EN ADMETTANT QUE LES LINGES CONTENUS DANS LE PREMIER PAQUET AIENT ÉTÉ TACHÉS LES PREMIERS (2).

Troisièmement, il n'existe dans ces linges AUCUN DÉBRIS D'EMBRYON.

Paris, ce seize avril mil huit cent quarante et un.

Signé OLLIVIER (d'Angers) et DEVERGIE.

_____

(1) De toute espèce d'état morbide de l'utérus, mais pas plus d'un avortement que de tout autre accident utérin.

(2) Je n'ai jamais compris ni le sens ni la valeur de cette phrase.

Est comparu Marie-Guillaume Devergie, âgé de quarante-deux ans, docteur en médecine, demeurant à Paris, rue Richer, n° quatorze, lequel a déposé entre nos mains deux rapports relatifs à la visite de la fille P***, et à l'examen des linges saisis chez elle et déposés entre les mains du commissaire de police par la dame G***, après en avoir affirmé le contenu sincère et véritable, requérant taxe de la somme de vingt-deux francs tant pour son collègue que pour lui pour une visite et une vacation, somme que nous lui avons allouée.

En foi de quoi M. Devergie a signé le présent avec nous et le greffier, ainsi signé : DEVERGIE; ***, juge, et ***, greffier.

CHAPITRE XIII.

Expertises médico-légales auxquelles devait être soumise la fille P***.

La nature du crime dont j'étais accusé, et celle de mes travaux ordinaires, me permet de discuter la valeur des faits dont s'est appuyée l'accusation dirigée contre moi.

Voici les questions médico-légales qui pouvaient, dans l'intérêt de ma défense, être soumises à l'appréciation de MM. les jurés :

1° La fille P*** a-t-elle fait une fausse-couche ?

2° Si cette fille a fait une fausse-couche, ne pourrait-elle pas avoir été spontanée ?

3° Si la fausse-couche a été provoquée par des manœuvres criminelles, quels sont les caractères qui les constatent, et, dans le cas où elles seraient établies, quelles sont les preuves qui me les attribueraient ?

4° Ne serait-il pas important de savoir si le commissaire et les autres personnes chargées des investigations ont fait les perquisitions nécessaires pour s'assurer si cette fille n'aurait point fait usage elle-même, et à l'insu de tous, de substances ou de manœuvres abortives ?

5° L'avortement peut-il être simulé ou prétexté de la part d'une femme dans l'intérêt d'extorquer une somme d'argent d'un médecin en le menaçant de l'accuser de cet avortement ?

§. Ier. — *Cette fille a-t-elle fait une fausse-couche ?*

On a constaté *une perte, une dilatation du col utérin, point de gonflement des mamelles*, et, dit-on, *une matière lactescente exsudant du mamelon droit.* Quelle valeur ont ces caractères ?

5

Nous ne pouvons mieux faire que de citer l'opinion des médecins légistes les plus expérimentés, relativement aux difficultés de constater, chez une femme, une fausse-couche dans les premiers mois de la gestation, lorsque l'embryon n'a pas été conservé.

Marc (1) dit qu'il suffit de se rappeler que la réalité d'un avortement ne peut être établie qu'autant qu'on a distinctement reconnu qu'un embryon a été expulsé.

Le même auteur fait observer que, bien que dans le sens moral le crime d'avortement consiste moins dans l'expulsion prématurée du fœtus, considérée en elle-même, que dans l'intention qui suggère les manœuvres employées à cet effet, nos lois actuelles exigent que l'avortement ait eu lieu, qu'il ait été consommé, pour qu'on puisse en poursuivre les auteurs (2).

M. Orfila (3) dit qu'on doit surtout s'attacher dans une question d'avortement à démontrer la présence de l'avorton, car alors il ne reste plus de doute.

Fodéré (4) fait observer que l'absence d'un des points essentiels à la preuve de l'avortement rend nécessairement *caduque* toute recherche à ce sujet, *surtout si la preuve de la grossesse n'était pas acquise.*

Combien la difficulté ne sera-t-elle pas augmentée, dit M. Orfila (5), s'il n'est plus permis d'établir que l'avortement a eu lieu, soit parce qu'il ne reste plus de traces du produit de la conception, soit parce que la femme ne présente plus l'ensemble des signes qui le caractérisent.

Le même auteur dit également (6) qu'il est excessivement rare que le médecin soit appelé par les tribunaux pour décider si l'avortement a eu lieu *avant le troisième mois*, les femmes qui ont le dessein de se faire avorter *n'ayant pas encore acquis la certitude qu'elles soient enceintes.*

---

(1) *Dict. de méd.*, 2ᵉ édition, pag. 477.

(2) *Dict. de méd.*, 1821, t. III, pag. 189.

(3) *Dict. de méd. lég.*, t. II, pag. 337.

(4) *Méd. lég.*, 1813, t. IV, pag. 440.

(5) *Méd. lég.*, t. II, pag. 312.

(6) *Méd. lég.*, t. II, pag. 333.

On voit combien les praticiens sont pénétrés de la difficulté qu'il y a à constater une grossesse commençante; combien ils attachent d'importance à la présence de l'embryon, qui seul témoigne de cette grossesse lorsque la femme a fait une fausse-couche dans les premières semaines de la gestation.

Or, si la fille P*** a fait une fausse-couche, l'embryon a-t-il été retrouvé?

Prenons actuellement la *dilatation de l'orifice* citée dans le procès-verbal des experts comme caractéristique de la fausse-couche; ne lisons-nous pas dans Fodéré, Gavard (1) et Stein (2) que rien n'est plus incertain que les inductions tirées de l'orifice de l'utérus, 1° parce que le museau de tanche conserve quelquefois après l'accouchement la forme régulière qu'il avait auparavant; 2° parce que ses altérations peuvent dépendre d'une cause bien différente de l'accouchement, comme de quelque vice organique; 3° parce qu'il s'est présenté des femmes encore dans l'état de virginité, chez lesquelles la forme primitive et connue de l'orifice utérin était la même que celle d'une femme qui aurait eu des enfans.

Fodéré dit encore (3) qu'il est à remarquer qu'on voit des filles qui naturellement ont l'ouverture vaginale du col aussi considérable que des femmes qui ont accouché; cela présente des variétés presque infinies.

On voit donc que la *dilatation de l'orifice* avec l'absence de l'embryon n'est plus caractéristique de la fausse-couche, puisqu'on a vu des vierges chez lesquelles cette ouverture était assez dilatée; à plus forte raison si elles eussent été sous l'influence d'une aménorrhée ou rétention des règles suivie d'hémorrhagie ou de l'expulsion de substances pathologiques.

Dans ce procès-verbal de MM. les médecins experts on mentionne 1° *la fièvre de lait;* 2° *la sécrétion d'un liquide lactescent.*

La fille P*** a pu avoir la fièvre, mais était-ce *la fièvre de lait?*

---

(1) Gavard. — *Traité de Sphanchnologie*, pag. 520.

(2) *Art des accouchemens*, parag. 78 et 173.

(3) *Trait. de méd. lég.*, t. IV, pag. 412.

si c'était une fièvre de lait, elle a pu être la conséquence d'une fausse grossesse, de l'expulsion d'un corps étranger organisé dans l'utérus ; d'après Vanswieten la fièvre dite de lait serait moins due à la sécrétion du lait qu'à la réaction de cette espèce d'inflammation suppurative de la surface interne de l'utérus, qui a lieu tout aussi bien après l'expulsion de caillots qui s'y seraient amoncelés qu'après celle du produit.

La sécrétion du lait? mais elle n'est pas toujours la conséquence de l'expulsion d'un fruit ; Fodéré dit que la simple suppression des règles peut aussi produire du lait dans les mamelles. Et d'ailleurs cette sécrétion du lait chez la fille P*** offrait-elle quant aux qualités physiques et chimiques tous les caractères que présente ce liquide sécrété après l'expulsion d'un produit? non, — puisque les médecins experts dirent eux-mêmes : « *Les seins de la fille P. ne sont pas engorgés, mais le sein droit laisse suinter un* LIQUIDE LACTESCENT *qui tache la chemise dans le point correspondant* (1). » Un liquide lactescent n'est pas du lait!

Citerai-je d'autres anomalies de la lactation? M. le professeur Moreau (2) en relate des exemples. Il l'a vue s'établir avant la période de la fécondité, pendant sa durée, et long-temps après sa cessation, *sans que la conception l'ait précédée.* Baudelocque (3) rapporte l'observation d'une petite fille de huit ans qui, s'étant fait téter par un enfant que sa mère allaitait, put le nourrir elle-même pendant un mois, temps que la mère employait à guérir des gerçures qu'elle avait aux seins. On lit dans le recueil des causes célèbres (4) qu'une jeune négresse, après deux jours de succion, remplaça sur un vaisseau une nourrice qui était restée à terre. M. le professeur Capuron (5) dit que la présence du lait aux mamelles peut être déterminée *par une simple suppression des menstrues.* On trouve dans les transactions philosophiques (6)

---

(1) Voyez le *Rapport des médecins experts*, pag. 62.
(2) *Trait. pratiq. d'accouchement*, t. I⁰ʳ, 1ʳᵉ partie, pag. 306.
(3) *Trait. de l'art des accouchemens*, t. Iᵉʳ, pag. 188.
(4) Vol. X., pag. 433.
(5) *Trait. de méd. lég.*, pag. 324.
(6) Nᵒ 445.

l'exemple d'une femme de soixante-cinq ans qui put allaiter son petit-fils qu'elle avait d'abord fait téter pour le distraire de ses douleurs. Ne cite-t-on pas des hommes chez lesquels les glandes mammaires, développées d'une manière anormale, secrétèrent du lait ?

On voit donc combien sont nombreuses les anomalies relativement aux circonstances différentes suivant lesquelles la sécrétion du lait a lieu. On voit que cette sécrétion n'est pas toujours concomittante de la gestation ; elle ne peut donc en être le caractère spécial. Mais encore si nous nous reportons aux expressions du procès-verbal de MM. les experts, nous y voyons qu'il n'y a que le *sein droit* duquel on ait exprimé un liquide *lactescent*. Or un liquide *lactescent* n'est point du *lait*. Il eût fallu soumettre ce liquide à des expériences capables d'en faire ressortir les caractères chimiques, et surtout les propriétés physiques qu'on peut constater en suivant les procédés indiqués par M. le docteur Donné dans ses recherches microscopiques.

Je lisais dans Fodéré que, « à supposer l'existence de tous ces « signes appartenant à la femme suspectée de fausse-couche, ils ne « prouvent pas encore l'existence de ce qu'on cherche, parce qu'ils « peuvent être aussi bien l'effet de l'expulsion d'un amas de sang ou « de matières sanguinolentes, d'une môle, etc., que d'un embryon « ou d'un fœtus. C'est pourquoi il est d'absolue nécessité, pour « prouver le matériel de l'avortement, d'examiner avec attention la « nature des matières expulsées, et il faut pour cela que le médecin « soit parfaitement au fait de la forme et de la grandeur de l'œuf « humain à ses diverses époques d'évolution, ainsi que de ses diffé- « rences avec des masses inorganiques. »

Toutes les dispositions organiques que présentait la fille P***, l'embryon n'ayant pas été conservé, peuvent être attribuées, sans s'éloigner de l'observation scrupuleuse des faits possibles, à l'existence de toutes substances pathologiques pouvant se développer dans l'utérus (1), et de toute suppression menstruelle.

Je puis donc dire que malgré les caractères énoncés sur le procès-verbal de MM. les médecins experts, l'embryon n'existant

---

(1) *Dict. de méd.*, t. III, pag. 182.

pas, la fausse-couche était douteuse, puisque ni la perte, ni la fièvre, ni la dilatation de l'orifice utérin, ni la sécrétion d'un liquide *lactescent* avec co-existence de fièvre, ne sont exclusivement la conséquence de l'avortement, puisque tous ces symptômes peuvent dépendre de causes étrangères à la fausse-couche.

Je soigne dans ce moment une dame qui offre complètement les signes présomptifs d'une fausse-couche récente, et cette personne n'était point enceinte, aucune portion embryonaire n'a été expulsée. Voici l'état dans lequel se trouvait la personne :

Mad. M***, depuis un an, voyait ses règles en petite quantité. Quelques gouttes de sang seulement apparaissaient à chaque époque. Il y a trois mois cette dame fut prise d'une métrorrhagie caractérisée par une pesanteur vers le siége, des tiraillemens dans les lombes, du *développement dans les mamelles*. D'abondans caillots de sang sortirent pendant deux ou trois jours, après lesquels cette dame fut sous l'influence d'une perte blanche très-abondante qui se continua jusqu'à l'époque menstruelle suivante, qui se manifesta encore par une perte considérable et par la sortie de caillots nombreux et assez abondans pour déterminer un commencement de syncope. Depuis trois mois les mêmes phénomènes ont lieu, et voici l'état dans lequel se trouve cette personne aujourd'hui 14 juillet 1842 : Marche un peu chancelante déterminée par les pertes et les saignées qui ont été pratiquées. Ecoulement par les parties externes de la génération d'un liquide sanguinolent, sanieux ou blanchâtre, ayant cette odeur *sui generis* des lochies ordinaires. Par le toucher vaginal on trouve le col utérin diminué de longueur, dilaté à pouvoir permettre l'introduction de l'extrémité du doigt indicateur. Le corps de l'utérus est d'un volume et d'un poids plus considérables que dans l'état normal de vacuité. On sent très-bien dans toute la circonférence du cul-de-sac que forme le vagin en s'unissant à l'utérus, mais particulièrement en avant, cette espèce de globe qui indique que le segment inférieur de l'utérus est plus vaste que dans l'état naturel. Or chez cette personne il y a eu une métrorrhagie, et maintenant congestion et engorgement du corps de l'utérus. Il n'y a pas eu gestation commençante, cela est certain; cette personne, qui est mariée, de bonnes mœurs, n'a aucun motif d'établir un doute sur l'existence d'une grossesse commençante.

J'ai visité les caillots avec soin et je n'y ai trouvé, en tout ou en partie, ni embryon, ni caduque, ni membranes, ni portions de placenta. Suivant la méthode d'expertise légale de MM. Ollivier (d'Angers) et Devergie, pour eux cette dame aurait fait une fausse-couche. Ces teintes différentes des liquides sortans des parties auraient été caractéristiques d'un avortement, de même que l'odeur *sui generis*, qui cependant se développe à volonté quand on réunit un certain nombre de caillots dans un linge et qu'on y développe peu à peu, en l'y maintenant, une température analogue à celle du lit dans lequel la femme est couchée. Dans ce cas il y avait dilatation du col de l'utérus, développement du corps, etc., etc.

On voit par cette observation, qui est exacte et fidèle, que les signes présomptifs d'un avortement récent sont insuffisans en médecine légale, puisqu'ils peuvent se développer dans toute leur identité, non-seulement à la suite d'une multitude de dispositions morbides de l'utérus, mais encore lorsque cet organe est sous l'influence d'une métrorrhagie durant depuis quelque temps, et lorsque des caillots restés dans l'organe y ont subi un commencement de décomposition putride dont la conséquence est de donner à l'écoulement génital les teintes propres aux différentes espèces de lochies ainsi que leur odeur *sui generis*.

Qui viendra me dire que la fille P*** était enceinte? Je ne dirai point quel est le magistrat, mais quel sera le médecin légiste qui soutiendra qu'une femme est enceinte de deux mois et demi? Ne sait-on pas qu'à la rigueur on ne peut affirmer l'existence de la gestation chez la femme que vers le cinquième mois; et encore il faut obtenir dans toute leur pureté les mouvemens passifs, actifs et le bruit cardiaque.

Ne sait-on pas que par rapport à cette obscurité du diagnostic des premiers mois de la gestation, les auteurs ont distingué les signes de la grossesse en *incertains*, *présomptifs* ou *équivoques;* et en *certains*, *physiques* ou *univoques*. Ce n'est qu'à dater du *quatrième mois et demi* que les signes *certains* commencent; quels sont donc ceux qu'on aurait invoqués chez la fille P*** pour prouver qu'elle était enceinte de deux mois et demi, n'ayant trouvé chez elle ni embryon, ni placenta, ni portion de membranes?

§ 2. *Si la fille P*** a fait une fausse-couche, ne pouvait-elle pas étre spontanée ?*

Supposons actuellement la réalité de la fausse-couche chez la fille P***, quoique rien ne la prouve. L'avortement chez elle ne peut-il pas avoir été déterminé par les mille et une causes si fréquentes d'un pareil accident (1) ?

Marc (2) dit que, bien qu'on reconnaisse chez une femme l'existence des divers signes de l'avortement et que l'on trouve le fœtus expulsé, il ne s'ensuit pas encore que l'avortement ait été le résultat d'un crime, puisqu'il est une infinité de causes innocentes qui peuvent faire avorter une femme. Tous les auteurs indiquent la longue énumération de ces causes nombreuses, tantôt *prédisposantes* et inhérentes à la constitution physique et morale de la femme, tantôt *déterminantes*. Or, quelles sont les dispositions

---

(1) CAUSES PRÉDISPOSANTES DE L'AVORTEMENT, *dépendantes de la mère*. — 1° Rigidité des fibres du corps de l'utérus ; 2° sensibilité trop grande de cet organe ; 3° faiblesse et laxité du col ; 4° atonie utérine dépendante de flueurs blanches ; 5° métrite ; 6° les squirrhes ; 7° les carcinomes ; 8° les tumeurs fibreuses, stéatomateuses, les polypes ; 9° la présence de plusieurs produits ; 10° une certaine altération produite par l'action de la constitution atmosphérique ; 11° le tempérament sanguin ; 12° la pléthore ; 13° une disposition aux hémorrhagies ; 14° une menstruation abondante ; 15° la syphilis ; 16° le scorbut ; 17° l'hystérie ; 18° les douleurs néphrétiques ; 19° d'autres maladies chroniques ; 20° une disposition héréditaire ; 21° les veilles ; 22° le manque de nourriture ; 23° l'étroitesse des vêtemens et surtout ceux qui serrent l'abdomen.

CAUSES OCCASIONNELLES. — Les maladies aiguës, telles que fièvres, inflammation, diarrhée, dyssenterie, tenesme, coliques, constipations, strangurie, convulsions, effets de l'hystérie, épilepsie, une douleur vive, le chagrin, la colère, la frayeur, les excès de joie, impression des odeurs, asphyxie, le coït, les mouvemens violens, les efforts, les secousses en voiture, à cheval ou en dansant, en riant, criant, toussant ou vomissant. Les chutes, les coups sur le ventre ou les lombes, l'usage des forts purgatifs, les emménagogues, les pédiluves, les saignées abondantes, surtout celles du pied, les mouvemens convulsifs du fœtus, la rupture du cordon ombilical, celle des membranes, le décollement du placenta.

(2) *Dict. de méd.*, t. III, pag. 191.

morales et physiques d'une cuisinière se croyant enceinte et qui a tous les motifs de cacher son état de grossesse?

Outre toutes les causes dépendantes de la femme, avez-vous une idée de toutes les maladies dont peut être atteint le fœtus, ou des parties qui doivent présider au développement ultérieur de ses premiers linéamens (1)? En présence de tant de causes possibles de destruction du produit, on serait effrayé du vague sur lequel repose une accusation portée contre un individu soupçonné d'avoir détruit un produit de *quelques semaines*. D'ailleurs, pense-t-on que la destruction de l'embryon par des manœuvres criminelles ne soit jamais suivie d'accident pour la femme? Et, comme l'a si bien exprimé mon avocat, il semble que la nature chez la fille P*** ait voulu donner un démenti à l'accusation.

Cette fille *que l'on avait travaillée*, cette fille qui pendant un an devait être hors d'état de se livrer à aucun travail, n'a souffert aucun accident; elle s'est rétablie avec une rapidité qui ne s'observe jamais à la suite d'une fausse-couche *spontanée*, à plus forte raison si elle eût été la conséquence des manœuvres qui me furent attribuées par l'accusation; cette fille, confrontée avec moi le 19 avril 1841, dans le bureau de M. le juge d'instruction, était déjà rétablie, rien n'indiquait aucune altération dans sa santé. Je dirai alors, pour terminer avec Fodéré (2), l'avortement *provoqué* étant accompagné et suivi de symptômes plus graves que le *spontané*,

---

(1) CAUSES PRÉDISPOSANTES DE L'AVORTEMENT SPONTANÉ, *dépendantes du fœtus.* — Elles agissent, soit en causant la mort du fœtus, qui devient alors un corps étranger dont la matrice se débarrasse plus ou moins promptement, soit en s'opposant à son développement, de sorte qu'il ne consomme plus une suffisante quantité de sang, et que ce fluide, s'accumulant dans les vaisseaux de l'utérus, y forme une congestion, soit en interceptant ou rendant difficile le passage du sang, ce qui amène le même résultat. Enfin ces causes sont : la faiblesse du produit, une conformation monstrueuse, ses maladies, la faible adhérence du placenta, son implantation sur le col, sa dégénérescence squirrheuse, hydatique, anévrysmatique, variqueuse, son atrophie, le manque de cordon ombilical, son dessèchement, l'augmentation de son volume due à des hydatides ou à d'autres tumeurs, des nœuds, des adhérences qui s'opposent à sa circulation, la tenuité des membranes de l'œuf, de la sérosité entre le chorion et l'amnios, la trop petite ou trop grande abondance du liquide amniotique, et toutes les maladies de l'œuf.

(2) *Trait. de méd. lég.*, t. IV, pag. 436.

cette gravité des symptômes ne peut-elle pas servir quelquefois d'indice de la source de laquelle elle dépend ? Je le pense ainsi, lorsqu'il a lieu chez une personne qui n'était pas malade auparavant.

Nous sommes encore autorisés à conclure ici que si la fille P*** a fait une fausse-couche elle peut avoir été spontanée.

§. 3. *Si la fausse-couche a été provoquée par des manœuvres criminelles, quels sont les caractères par lesquels on le prouve? et encore, dans l'affirmative, quelles sont les circonstances qui m'inculpent?*

Pour arriver à constater si la fausse-couche a été déterminée par des manœuvres criminelles, nous devons suivre l'ordre dans lequel ces manœuvres doivent être faites :

M. Devergie dit (1): «Les questions à résoudre sont 1° si l'avortement aurait eu lieu et aurait été provoqué ; 2° dans le cas où l'avortement aurait eu lieu et aurait été provoqué, savoir s'il a été provoqué et accompli dans une intention criminelle ; les jurés ne peuvent résoudre le premier ordre de question s'ils ne sont aidés des lumières de la médecine. »

Marc (2) fait observer que l'avortement est de tous les crimes le plus difficile à constater, et cette difficulté résulte naturellement de celle d'établir le corps du délit. Dans beaucoup de cas, en effet, le fœtus expulsé est aussitôt soustrait, et cette soustraction est d'autant plus facile que la grossesse était moins avancée. *Le corps du délit manquant alors, toute investigation ultérieure doit nécessairement cesser.*

En parlant de l'examen auquel on doit soumettre la femme, Fodéré (3) dit : « Comme il est essentiel de faire ces perquisitions peu après l'avortement, et qu'un intervalle de plusieurs jours met dans

(1) *Dict. de chir. et de méd. pratiq.*, t. III, pag. 674.
(2) *Dict. de méd.*, t. III, pag. 190.
(3) *Trait. de méd. lég.*, t. IV, pag. 409.

l'impossibilité d'avoir recours à ces signes , il importe de s'assurer
par d'autres voies si , malgré la non-existence des signes décrits, il
y a d'autres motifs de suspicion. C'est alors que le produit et ses
membranes sont importans à examiner, puisqu'ils peuvent présenter les traces de l'instrument employé.

Marc (1) fait observer que lorsqu'on est appelé pour éclairer la
justice, il faut, avant tout, chercher à se procurer le produit expulsé, l'examiner avec soin, et ici ce médecin légiste insiste fortement sur l'importance qu'il y a de faire cet examen avec les plus
grandes précautions, sans lesquelles on pourrait incriminer des
lésions qui seraient le résultat des recherches auxquelles on se
serait livré. Ces précautions sont surtout bien importantes, dans
le cas où l'on soupçonne que l'avortement a été sollicité par un
moyen mécanique, par exemple, par l'introduction d'un corps
pointu dans la matrice.

Pour M. Devergie (2) , la détermination de l'existence ou de
l'absence d'un embryon est toujours dans ces sortes de cas de la
plus haute importance pour la solution de la question dont il
s'agit.

Pour M. Orfila, l'homme de l'art ne parvient à fournir au magistrat quelques données satisfaisantes pour résoudre le problème de
l'avortement provoqué, qu'en examinant attentivement les marques de sévices qui peuvent se trouver sur le corps du fœtus et de
la mère.

Quels sont donc les faits sur lesquels l'accusation s'est basée
pour me suspecter de manœuvres criminelles ayant pour but de
faire avorter la fille P*** ? d'un côté absence du produit et par conséquent impossibilité de constater, sur lui ou ses annexes, les blessures présumées, et cependant tous les médecins sont d'accord
pour regarder la présence et l'inspection du produit comme la
pièce la plus importante; l'un d'eux même affirme que sans le corps
du délit toute recherche ultérieure doit cesser.

Mais cependant, sans trop me prévaloir de l'absence du corps du
délit, qui est un fait cependant que je ne peux abandonner, les

(1) *Dict. de méd.*, t. III, pag. 194.

(2) *Dict. de méd. et de chir. pratiq.*, pag. 676.

procès-verbaux de MM. les experts ont-ils constaté quelques lésions chez la fille P***, qui pourraient conduire à admettre l'introduction d'instrumens acérés ? non. Loin d'indiquer des lésions on y constate l'état d'intégrité des parties ; on mentionne qu'il n'y existe aucune trace qui puisse être rapportée à l'introduction d'un instrument pointu, et cependant vous observerez que chez cette fille qui avait un retard de deux mois et demi, le col devait jouir de toute sa longueur, de toute sa densité ; ajoutez à ces dispositions organiques, qui ne peuvent être niées de personne, que cette fille était primipare, et dans ce cas l'extrémité du col est mousse ; que l'orifice qui s'y trouve est à peine perceptible au toucher. Vous ne pouvez donc admettre que, privé du secours de la vue, j'aie introduit un instrument pointu sans laisser de traces sur la circonférence supérieure du vagin, ni sur l'extrémité libre du col ? Je soutiendrai que c'est impossible ; je le soutiendrai, parce que j'ai la capacité de le soutenir, et quand bien même le sentiment de ce que je sais ne m'animerait pas, je dirais avec Marc, que, quelque exercée que soit la main qui exécute ces manœuvres criminelles, elle évitera rarement de blesser ou du moins d'irriter fortement l'organe qui renferme le fruit, et de donner lieu ainsi à des métrites ou à des métrorrhagies souvent mortelles. D'un autre côté Désormeaux (1) dit : « Les manœuvres employées pour rompre les membranes ne sont pas d'une exécution aussi facile qu'on pourrait le croire, et il arrive souvent qu'elles portent sur la matrice et y font des lésions dont les suites deviennent funestes. » Le même auteur (2), en parlant du pronostic de l'avortement, dit que celui qui fait courir le plus de danger est celui qui est provoqué à dessein par des manœuvres. En mentionnant les moyens mécaniques M. Capuron dit (3) : « Cette manœuvre paraît bien difficile à mettre en pratique ; et s'il est des femmes assez dénaturées pour s'y soumettre, il n'est pas douteux qu'elles s'exposent à trouver dans l'exécution de leur crime le châtiment qu'elles méritent. » Mais à côté de ces accidens qui sont toujours la conséquence de ces manœuvres, je prie le lecteur de se rappeler que, le 19 avril, la fille P*** était chez le juge d'instruc-

---

(1) Dict. de méd., 1833, t. IV, pag. 462.
(2) Dict. de méd., 1833, t. IV, pag. 466.
(3) Méd. lég. des accouchemens, pag. 314.

tion, parfaitement rétablie; on l'a vue d'ailleurs à l'audience, et on a pu juger de cet état de santé qui contraste avec ce que dit M. Orfila (1), car, suivant ce médecin légiste, les manœuvres criminelles par instrumens déterminent souvent les accidens les plus graves, tels que des métrites aiguës ou chroniques, des métrorrhagies graves, des carcinomes de l'utérus, etc.

§. 4- *Le commissaire et les autres personnes chargées des investigations ont-ils fait les recherches nécessaires pour savoir si la fille P*** n'aurait point eu recours à des moyens abortifs étrangers à ceux que m'attribue l'accusation ?*

Le premier, j'ai fait ma déclaration chez le commissaire de police, nonobstant celle que j'ai faite au procureur du roi; il semble que les personnes chargées d'interroger la fille P*** et ses parens aient été préoccupées de trouver des charges contre moi, bien qu'il eût été plus naturel, ce me semble, de suspecter leurs dépositions, puisqu'ils m'avaient menacé de me dénoncer si je ne comptais pas 1,200 fr.; tout cependant de la part de ces gens parut empreint de la plus grande vérité, et pourtant, si cette fille a fait une fausse-couche, ne convenait-il pas de s'assurer, par des perquisitions faites dans sa maison et dans sa chambre, si elle ne se serait pas exposée à une des causes capables de produire l'avortement, sans qu'il y ait eu de sa part d'intention criminelle.

Cette fille n'aurait-elle pas fait usage elle-même de quelques moyens abortifs? A-t-elle caché sa grossesse? A-t-elle cherché à acquérir des connaissances sur les moyens qui peuvent faire avorter? Sans nécessité ne s'est-elle pas livrée à des exercices violens? Avait-elle fait des préparatifs, des arrangemens qui indiquent qu'elle s'attendait à être obligée de garder le lit ou la chambre? Sans aucune indication s'est-elle fait saigner? A-t-elle fait usage de purgatifs drastiques ou de substances dites abortives? A-t-on cherché dans sa chambre, dans ses meubles, dans ses

(1) *Trait. de méd. lég.*, pag. 343.

armoires ou dans ses poches s'il n'y avait pas quelques substances qui indiqueraient que cette fille aurait eu l'intention de se faire avorter? A-t-on visité ses malléoles ou chevilles des pieds pour y constater s'il y avait des cicatrices ou des ecchymoses récentes qui eussent indiqué qu'elle se serait fait saigner du pied? A-t-on exploré les parties extérieures de la génération, ou la partie supérieure et interne des cuisses pour constater s'il n'y aurait pas existé de ces cicatrices ou de ces piqûres triangulaires qui eussent indiqué que cette fille se serait récemment appliqué des sangsues à ces parties (1)?

Peut-être cette fille a-t-elle eu recours à tous ces moyens, et, découverte dans ce qu'elle voulait dissimuler, serait-il étonnant qu'elle eût voulu m'en attribuer la cause?

En un mot, a-t-on cherché à s'éclairer sur la moralité, la véracité de cette fille et de ses parens? non. Tout ce que ces gens ont dit a paru digne de foi; mes assertions ont été repoussées comme mensongères; je suis obligé de réitérer qu'il a paru plus convenable, pour ne pas employer une autre expression, de trouver un médecin coupable.

§. 5. *L'avortement peut-il être simulé ou prétexté de la part de la femme dans l'intention de nuire à autrui et surtout d'obtenir des dommages et intérêts?*

Marc dit (2): « Les cas de cette nature se sont présentés souvent dans la pratique de la médecine légale, et ils exigent toute l'attention des experts, qui alors doivent déterminer d'abord s'il y a eu avortement, et examiner ensuite avec autant de circonspection que d'impartialité si les causes alléguées par la partie plaignante ont

_____

(1) Les experts commis pour visiter une femme ne doivent point négliger d'examiner ses membres, afin de vérifier s'il n'y a point de piqûres récentes sur le trajet des veines. Ils doivent rechercher si on ne trouve point à la vulve ou aux cuisses des plaies triangulaires produites par les sangsues. — CAPURON, *Méd. lég. des accouchemens*, pag. 300.

(2) *Dict. de méd.*, pag. 191.

été suffisantes pour produire l'effet qu'on leur attribue, et j'ajouterai pour constater s'il existe des traces de l'introduction d'instrumens. »

De tout ce qui précède on voit que rien n'a prouvé que la fille
P*** eût fait une fausse-couche, rien ne prouve encore que cette
fille ait été enceinte, et cependant personne n'a reculé devant
l'idée de me faire asseoir au banc des assises, sous le coup d'une
accusation qui manquait par la base, du corps du délit.

CHAPITRE XIV.

De ma rencontre avec M. le juge d'instruction à la station de Chatou, au chemin de fer de Versailles.

Je n'étais point dans l'intention d'entretenir le public du fâcheux hasard qui me fit rencontrer ce magistrat; mais les faits qui s'y rattachent ont encore été tellement altérés par les journaux et par les différens récits qui en ont été donnés, que des personnes ont cru que les huit jours d'emprisonnement auxquels j'avais été condamné étaient la conséquence de l'accusation qui m'avait mené en cour d'assises. Je vais rapporter ces faits tels qu'ils se sont passés, en m'abstenant autant que possible de toute réflexion. Je préfère laisser ce soin au lecteur; il y aura pour moi moins de danger et plus d'avantage.

Le 29 août 1841, j'avais été le matin voir, par le chemin de fer, un enfant malade à Chatou. En descendant du wagon, à la station, je me trouvai à côté de M. L***. Nous laissâmes passer le convoi pour traverser le chemin de fer, et tous les deux ensemble nous nous engageâmes dans une ruelle qui conduit à l'église de Chatou. Là nous nous quittâmes, sans avoir manifesté que nous nous connussions. Lui, prit à droite du côté de la rivière, et moi, continuant le chemin en droite ligne, j'arrivai chez mon petit malade, que l'on craignait être atteint d'une hernie, dont heureusement il n'était point affecté.

Après ma visite, je retournai immédiatement à la station. J'étais pressé, j'avais un rendez-vous pour onze heures et demie dans le quartier du Palais-Royal, avec MM. Trinquesse et Beuchot-Lavarenne. Arrivé à la rive droite du chemin de fer, je fus étonné d'apercevoir encore M. L***; c'était la seconde fois, et, chose extraordinaire, nous traversâmes tous les deux le chemin à angle droit en nous croisant. M. L*** me parut s'orienter; j'en conclus qu'il faisait des visites à quelques-unes de ses connaissances qui probablement habitent cette localité.

Je me rendis au petit pavillon situé sur la rive gauche du chemin, j'y pris un billet et j'en sortis afin de me tenir prêt pour l'arrivée du convoi qui devait me transporter à Paris. Pour la *troisième* fois j'aperçois M. L***, de l'autre côté du chemin de fer ; la grille en était déjà fermée ; il la fit ouvrir, et vint prendre un billet pour le même convoi que celui que j'attendais. Jusque là rien dans mes manières et ma contenance ne lui avait décelé que j'eusse l'intention de lui adresser aucune observation désobligeante.

M. L*** sortit bientôt et se promena à l'extérieur ; nous nous croisâmes deux ou trois fois, sans témoigner par aucun signe que nous nous fussions déjà vus, puis il disparut.

Le chemin de fer de Paris à St-Germain est assez fréquenté pour qu'on sache que le pavillon du bureau de station de Chatou est dépourvu de tout ombrage. Il était onze heures et demie, nous étions au mois d'août, et à cette époque les rayons du soleil avaient une grande intensité de chaleur. Or, ne trouvant aucun abri, je me réfugiai dans cet endroit, où j'aperçus M. L***, que je supposai s'y être retiré pour le même motif. Ce fut la cinquième fois que je me trouvai face à face avec ce magistrat.

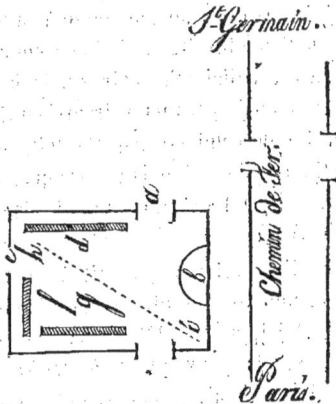

Pour se rendre compte de ce qui se passa et de ce qui fut si malheureusement interprété, il faut connaître les dispositions intérieures du local. On saura qu'il est quadrangulaire. On y entre par

6

une porte *a*, très-proche de l'angle de réunion avec le mur qui est parallèle au chemin de fer. On voit à sa gauche un petit bureau *b* environné d'un grillage, et où se tient la personne qui reçoit l'argent des voyageurs. A droite, en face du petit bureau, est une porte *e*, ordinairement ouverte, et à travers laquelle on aperçoit une très-petite pièce. Au-dessus de cette porte *e* est une horloge dite œil-de-bœuf. A droite, toujours en entrant, se trouve un banc *d*, à la gauche du bureau un autre banc *g*, et en face de ce même bureau un troisième banc *f* presque au-dessous de l'horloge.

Lorsque j'entrai dans cette chambre, je me plaçai sur le banc de droite *d*, et je vis M. L*** assis sur celui qui est sous l'horloge *f*. J'étais par conséquent à sa gauche, mais sur une banquette autre que la sienne.

J'ai dit plus haut qu'il me tardait de partir, puisque j'avais un rendez-vous avec les deux personnes que j'ai déjà nommées et dont j'invoque ici le témoignage. Impatient de ne pas entendre venir le convoi, je me levai du banc *d* et fis plusieurs pas en suivant la diagonale *h i*. En effet, s'il arrive qu'on s'ennuie de l'impossibilité où l'on est de hâter l'arrivée de l'heure ou d'une personne attendue, on marche à grands pas, il semble ici, comme en beaucoup d'autres circonstances, que par ce moyen l'on avance le moment désiré. Las donc de me livrer à cette gymnastique qui n'avait aucun effet sur la vitesse de la locomotive qui devait me transporter à Paris, j'allai m'asseoir sur le banc *g*, vis-à-vis la porte d'entrée *a*, d'où je pouvais voir arriver le convoi que j'attendais, et à droite de celui sur lequel était assis M. L***. Mon impatience continuait; je craignais de manquer mon rendez-vous; j'interrogeais souvent et d'un œil inquiet l'horloge placée au-dessus de la tête de M. L***.

On voit jusque là que rien ne pouvait faire croire qu'il y aurait entre M. L*** et moi aucune altercation. J'affirme ici sur l'honneur que je suis fâché que M. L*** ait manqué de sagesse en donnant naissance, en me provoquant, à des explications pénibles. J'affirme que s'il ne m'avait pas apostrophé le premier, je serais resté, ce que j'avais été jusqu'alors, impassible : bien pénétré qu'il serait fort ennuyeux et désagréable pour un magistrat d'être accosté par tous les individus avec lesquels ses fonctions le mettent en contact, quand, comme simple citoyen, il va pour ses affaires personnelles visiter ses amis ou chercher à la campagne un délassement et un air pur que lui refusent ses occupations ordinaires et l'atmosphère humide, malsaine, de la capitale.

Mais je fus apostrophé par M. L***, et c'est ainsi que s'établit à peu près le dialogue suivant :

M. L*** : Monsieur, vous me bravez. — Non, monsieur, je n'ai l'habitude de braver personne, et vous moins que tout autre.

M. L*** : Mais vous me reconnaissez ? — Oui, monsieur, et votre présence fait naître en moi cette réflexion, que si vous eussiez connu la médecine légale, vous ne m'auriez pas fait asseoir sur le banc de la cour d'assises.

M. L*** : Monsieur, je vous impose silence ! — Monsieur, personne ici, pas plus que vous, n'a le droit de m'imposer silence ; je vous fais une observation qui est la conséquence de votre apostrophe. Vous vous êtes trompé sur mon compte ; et comme je suis certain que vous avez agi par conviction, cette dernière est une erreur dont vous devez convenir, car vous n'êtes pas infaillible. Le sifflet du convoi nous avertit du départ, nous montâmes dans les wagons et partîmes pour Paris.

Le lendemain lundi 30 août, je rentrais chez moi vers midi, après mes visites du matin, pour prendre mon déjeuner et recevoir les personnes qui viennent à cette heure me consulter, lorsqu'un homme vint avec un mandat d'amener m'arrêter et me conduire à la préfecture de police (1).

---

(1) « On vous a dit que l'autorité judiciaire serait désarmée; ce n'est pas du tout ce que nous voulons. Il faut que le juge qui n'a que des soupçons vagues contre un prévenu puisse l'interroger sans le mettre en arrestation.

« C'est une chose grave, messieurs, que l'arrestation préventive. S'il faut que le juge délivre toujours un mandat d'amener, l'innocent qui, par un mot peut-être, se serait justifié, devra attendre sous les verroux l'arrivée des témoins et la décision de la chambre du conseil.

« Aussi savez-vous ce qui se passe dans l'état actuel des choses? Les juges d'instruction, au lieu de décerner des mandats de comparution contre les prévenus, les assignent d'abord comme témoins et les entendent sous la foi du serment. C'est un grand inconvénient, car les hommes se trouvent ainsi exposés au parjure.

« Voilà pourquoi le gouvernement a cru devoir vous présenter une disposition d'accord avec la morale et avec le respect de la liberté individuelle. »

(Paroles de M. Teste à la séance de la chambre des pairs du 19 mai 1843.)

Arrêté comme un malfaiteur, je fus mis au dépôt de la préfecture, et là je subis cette exploration qui consiste à vous faire vider vos poches, à vous prendre votre portefeuille et vos lettres. On me tâta partout, au cou, à la poitrine, dans les bottes, etc., afin de s'assurer si j'avais sur moi des instrumens, des armes ou des poisons pour me détruire! Qu'on soumette à cette investigation un homme prévenu d'avoir commis un crime, je conçois que dans cette circonstance on craigne qu'il n'attente à ses jours pour éviter un châtiment mérité : mais moi, m'explorer comme un malfaiteur à la suite du motif pour lequel on m'arrêtait! je laisse au lecteur à apprécier la valeur, l'utilité, l'opportunité et la convenance de pareilles précautions vis-à-vis de moi.

Après avoir été renfermé pendant quelque temps dans une de ces cellules, qui ne ressemblent pas mal à une de celles du jardin du roi, où sont soigneusement gardées les bêtes féroces, je fus arraché aux nombreuses réflexions qui surgissaient de tant d'émotions pénibles par le bruit des verroux que m'ouvrait un geôlier.

Je fus confié à un gendarme qui, m'exposant à être rencontré, m'accompagna en me faisant suivre cette partie du quai des Lunettes qui aboutit à la porte de la Conciergerie. Là une grille s'ouvrit, et je fus conduit dans le cabinet de M. Cadet-Gassicourt, juge d'instruction, qui me lut le procès-verbal de M. L*** que je ranscris ici :

« L'an 1841, le 29 août, heure de midi,

« Nous, L***, juge d'instruction près le tribunal de première instance du département de la Seine, etc.,

« Certifions que nous trouvant à la station de Chatou du chemin de fer de Paris à Saint-Germain, nous avons fait la rencontre d'*un nommé Halmagrand*, médecin, domicilié à Paris, rue Guénégaud, 51, *objet de nos mandats d'amener et de dépôt pour fait d'avortement* (1).

« Ayant parfaitement reconnu *cet homme* qui se promenait au-dehors de la salle d'attente des voyageurs, et présumant que notre vue pourrait *l'humilier* (2), nous sommes entrés dans ladite salle pour y attendre l'arrivée et le départ du convoi.

(1) On aurait dû ajouter : reconnu absurde et non fondé par suite des débats et de l'acquittement.

(2) Je ne reconnais à personne le *droit* de m'humilier, si quelqu'un en avait la *volonté* ce serait une insulte dirigée contre moi, dont je demanderais raison soit à celui dont émanerait cette volonté, soit aux tribunaux eux-mêmes.

« Nous y étions à peine depuis cinq minutes lorsque Halmagrand y est entré *à notre grand étonnement* (1). Il a pris place sur une banquette à notre gauche à l'extrémité de la salle et nous a fixé d'un regard aussi persévérant qu'insultant.

« Nous avons méprisé cette provocation. Halmagrand alors a changé de place et est venu s'asseoir auprès de nous, à notre droite, sur un banc faisant retour d'équerre avec le nôtre, et nous a de nouveau fixé du regard pendant quelques minutes sans désemparer.

« Et comme nous méprisions encore cette insulte, il s'est *permis d'avancer la tête* (2) de telle sorte qu'il n'y avait plus à se méprendre pour (3) *personne* sur son intention.

« Nous avons alors demandé au nommé Halmagrand s'il nous reconnaissait, et sur sa réponse affirmative nous l'avons engagé à se tenir plus convenablement à notre égard.

« Halmagrand, reprenant la parole, nous a dit alors à haute voix : « Oui, je sais qui vous êtes et ce que vous faites ; mais vous n'avez pas « d'ordre à me donner ici. Je suis ici comme vous, en payant. Je suis « votre égal. Je vous ai bien vu ; nous nous reverrons encore ici et « ailleurs. C'est entre nous une lutte d'homme à homme.

« Nous l'avons engagé à se taire, et il a dit : « J'ai le droit de vous « regarder, de vous parler... Vous n'êtes pas doué de l'infaillibilité du « pape... Vous êtes doué d'une organisation commune à tous les autres « hommes...

« Nous avons alors ouvert notre carnet dans le but de constater les faits, attendu l'impossibilité d'en dresser immédiatement procès-verbal, et alors il a ajouté : « Oui, prenez vos notes si vous voulez. »

« L'approche du convoi de Saint-Germain a mis fin aux apostrophes de *cet homme*, et arrivé à Paris nous avons dressé le présent procès-verbal pour être transmis à M. le procureur du roi, à telles fins que de droit. »

Après avoir entendu la lecture de ce procès-verbal, je répondis aux questions qui me furent adressées, en exposant ce que j'ai dit au commencement de ce chapitre. M. Cadet-Gassicourt vit dans mes manières, j'en suis certain, qu'il n'avait jamais pu entrer

---

(1) Je prie le lecteur de rechercher la cause de cet *étonnement* en me voyant entrer dans un local destiné à abriter les voyageurs.

(2) Je me suis permis d'avancer la tête... pour voir l'heure.

(3) *Il n'y avait plus à se méprendre* pour PERSONNE *sur mon intention* ; mais nous étions seuls, il n'y avait que M. L*** et moi, et il s'est *mépris* sur mes intentions.

dans mes intentions d'insulter un magistrat; je lui déclarai au contraire, positivement, que dans plusieurs circonstances, et surtout dans mes cours publics, j'avais souvent témoigné de mon respect pour la magistrature. Pour moi, en effet, une réunion d'hommes institués en juges de leurs semblables a quelque chose d'auguste et d'imposant. Oui, un tribunal composé d'hommes éclairés autant qu'intègres, et justes appréciateurs de toutes choses, a pour moi quelque chose de protecteur; ainsi composé, au lieu de m'irriter, il me tempère, me console, me rassure, car il doit protection et justice à qui de droit, sans distinction aucune.

Ce que je dis ici d'une réunion d'hommes juges, je l'ai éprouvé en présence de M. Cadet-Gassicourt; qu'il me permette de lui exprimer ici combien m'a pénétré la dignité avec laquelle il m'a interrogé. Ce magistrat avait compris que quel que fût le motif pour lequel j'étais arrêté, j'étais incapable de manquer à un citoyen dont les fonctions étaient de me faire subir un interrogatoire. Tout en conservant à mon égard la grave sévérité du magistrat, il me fit l'honneur de me témoigner que son opinion était qu'un juge d'instruction peut et même doit rester étranger à la médecine légale. Après m'avoir indiqué ses motifs, je lui exprimai que j'avais une manière de voir complètement opposée à la sienne; or, je le démande, s'en est-il formalisé? Il était cependant là dans l'exercice de ses fonctions, il ne lui vint pas un instant à l'idée que je l'outrageais, alors que je lui soutenais qu'un juge d'instruction ne devait pas y être étranger.

A la suite de plusieurs autres observations, M. Cadet-Gassicourt voulut bien descendre au parquet pour savoir si on pouvait me laisser en liberté. Il eut même la bonté de me demander ma parole de me représenter à la première réquisition. Après quelques minutes d'absence, il revint et me dit : Tous ces messieurs sont d'avis qu'on vous laisse libre, *une seule personne* s'y oppose (1). C'est alors que je fus conduit à Sainte-Pélagie. Je n'oublierai

(1) Lorsque l'inculpé sera *domicilié* et que le fait sera de nature à ne donner lieu qu'à une peine correctionnelle, le juge d'instruction pourra, *s'il le juge convenable*, ne décerner contre l'inculpé qu'un mandat de comparution, sauf, après l'avoir interrogé, à convertir le mandat en tel autre mandat qu'il appartiendra. — Art. 91 du *code d'instr. criminelle.*

jamais la dignité bienveillante avec laquelle se comporta avec moi M. Cadet–Gassicourt.

Me voici donc de nouveau écroué à Sainte-Pélagie. Je pouvais rester en détention préventive pendant un mois et même plus, pour être condamné ensuite à huit jours de prison ! mais quelques amis dévoués firent des démarches actives pour me faire obtenir ma liberté sous caution. L'un d'eux, surtout me montra un dévoûment qui m'honore; sa modestie me fait un devoir de taire son nom; ma reconnaissance pour lui et les siens durera autant que ma vie. Qu'il reçoive ici un témoignage public de ma vive et sincère gratitude. Ma femme écrivit à M. L*** la lettre suivante :

« Monsieur,

« C'est au milieu des souffrances physiques les plus affreuses que je viens implorer votre humanité. La maladie grave dont je suis atteinte depuis trois mois nécessite des soins que mon mari seul peut me donner. Je ne connais nullement ce qui s'est passé hier entre vous, monsieur, et mon mari; mais dans le cas où M. Halmagrand se serait oublié, je vous fais en son nom et au mien les plus humbles excuses. Quand je vous dis, monsieur, que mon état est tellement dangereux que mon existence en est menacée, je n'entends pas faire un appel à votre sensibilité; c'est à votre justice, à votre moralité, que j'ai recours. Vous êtes en position de me soumettre aux investigations d'un homme de l'art possédant votre confiance. Je vous en supplie, monsieur, faites constater mon état, et vous acquerrez la conviction que ma vie est en danger (1) si je suis privée plus long-temps des soins que mon mari seul peut me donner. Je n'entends en aucune manière excuser M. Halmagrand; il faut bien qu'il se soit oublié pour s'être mis dans le cas de mériter la sévérité dont il est l'objet; mais, monsieur, c'est moi qui souffre le plus de ce fâcheux événement; c'est, monsieur, une mère de famille, une femme dangereusement malade, qui vient vous supplier en son nom et en celui de ses filles de ne pas les rendre responsables d'un tort qui leur est tout-à-fait étranger. J'implore, monsieur, votre humanité, et j'ose espérer que vous exaucerez mes instances en rendant mon mari à la liberté; je vous en aurai une reconnaissance éternelle.

« J'ai l'honneur, monsieur, etc.

« Anaïs HALMAGRAND. »

J'avais été incarcéré le lundi 30 août. Mais je ne fus mis en liberté

(1) Prévision funeste qui ne s'est que trop tôt réalisée par sa mort, qui a eu lieu le 18 janvier suivant.

sous caution que le mercredi suivant 1er septembre, à la sollicita-
tion de mon avocat Me Pijon.

Le 4 septembre, je fus cité au tribunal correctionnel de Paris,
sixième chambre; mais je ne pus me présenter parce que mon
avocat était absent de Paris, et qu'il lui fut impossible de
revenir pour cette époque. À ce sujet, qu'on me permette de trouver extraordinaire l'observation suivante faite par la *Gazette des
Tribunaux* :

« L'instruction a été terminée en six jours, et M. Halmagrand, cité
pour l'audience d'aujourd'hui, fait défaut, après avoir, *dit-on*, donné
pour motif à M. l'avocat du roi, tenant l'audience, qu'il ne pouvait se
présenter à l'audience avec l'assistance de Me Pijon, qui l'a défendu
devant la cour d'assises. »

Le motif que j'ai donné ne paraît pas acceptable pour la *Gazette*,
et cependant rien n'était plus vrai. Mon avocat m'avait écrit de la
province de demander une remise; on me la refusa. Je fus donc
condamné par l'application de l'article 222 du code pénal et par
défaut à six mois d'emprisonnement.

Ayant fait opposition à ce jugement, je fus cité pour le 15 septembre. C'est alors que je me présentai devant le tribunal, assisté
de Me Wollis, en l'absence de Me Pijon. Là j'exposai avec convenance et comme je devais le faire la discussion qui s'était fortui-
tement élevée entre M. L*** et moi. Les magistrats présens semblè-
rent accueillir avec bienveillance les explications que j'eus l'honneur de leur donner. En terminant, je fus heureux de leur
exprimer moi-même de vive voix combien est grand mon respect
pour toute réunion d'hommes érigée en tribunal; j'ajoutai, et
qu'on me permette de le réitérer ici, que jamais je n'avais eu l'intention d'outrager M. L***, que je n'ai point l'avantage de connaître. Je fis observer que, sans avoir cette intention, sans mettre
aucunement en doute sa probité, son honneur, sa délicatesse
comme citoyen ou comme magistrat, j'avais cru pouvoir, *sur son
interpellation*, lui dire qu'il avait commis une erreur à mon
préjudice, erreur dans laquelle il ne serait pas tombé, ni lui ni
d'autres, s'il eût été pourvu de connaissances médico-légales; que
du reste, s'il pensait que j'avais voulu l'insulter, je lui en faisais
publiquement mes excuses. Je le répète, MM. les juges m'honorè-
rent d'une attention toute bienveillante; qu'ils me permettent de

leur en témoigner ici publiquement toute ma reconnaissance.

M. Dupaty, avocat du roi, parut lui-même accepter les explications que je donnais au tribunal, car il dit : « Le tribunal appré-
« ciera la convenance et la loyauté avec lesquelles le prévenu a
« rendu compte des faits, et je ne doute pas, messieurs, que si
« M. L*** lui-même eût entendu le prévenu, il excuserait ce qui,
« peut-être, n'a été que la conséquence d'une rencontre purement
« fortuite. Mais, messieurs, je remplis ici une fonction qui me fait
« un devoir de soutenir devant vous tout ce que doit avoir de sacré
« et de respectable le caractère de magistrat. Ce caractère a été
« blessé en la personne de M. L***, et je dois persister dans l'ac-
« cusation, tout en laissant au tribunal la faculté d'apprécier la
« valeur des explications données par le prévenu. »

Tels furent les moyens employés par M. Dupaty, avocat du roi.
Ce magistrat était dans le vrai. J'aurais eu l'honneur d'occuper son
fauteuil que j'eusse exprimé la même opinion, car moi aussi je
soutiens que la magistrature doit être honorée et respectée dans la
personne de ses membres.

Je fus condamné à huit jours de prison.

Le lendemain on lisait dans le *Journal des Débats* :

« M. le docteur Halmagrand a été acquitté par la cour d'assises, sur l'accusation d'avoir procuré l'avortement d'une jeune fille.
Environ un mois après, le 29 août, il rencontra par hasard, dans un
des wagons du chemin de fer de Saint-Germain, M. L***, qui avait été
chargé de suivre l'instruction de son procès. Après avoir regardé fixe-
ment et avec affectation ce magistrat, *il lui adressa des paroles tellement outrageantes* (1) que M. L*** crut devoir en rédiger sur-le-champ
un procès-verbal qu'il transmit au parquet.

« M. Halmagrand, d'abord arrêté, obtint sa liberté sous caution, et
fut traduit en police correctionnelle. Le 4 septembre dernier, il ne com-
parut point. Un jugement par défaut le condamna à six mois d'emprisonnement pour outrage envers un magistrat, à l'occasion de l'exercice
de ses fonctions.

« Aujourd'hui M. Halmagrand s'est présenté, sur l'opposition qu'il
a formée à ce jugement. Il a témoigné tous ses regrets du mouvement
d'impatience auquel il s'était laissé emporter dans une rencontre purement fortuite.

(1) Je ne sais en vérité en quoi mes paroles furent outrageantes.

« Le tribunal, après avoir entendu les conclusions de M. Dupaty, avocat du roi, et sur la plaidoirie de M⁰ Wollis, a réduit la peine d'emprisonnement à huit jours. »

Je me présentai donc au bout de quelque temps, afin de prendre jour pour me constituer prisonnier et retirer les 500 fr. qui m'avaient servi de caution, lorsqu'on me dit que le ministère public en appelait *à minimâ* ; alors j'en appelai moi-même *à maximâ*, ne voulant pas paraître avoir mérité huit jours d'incarcération.

Cité en cour royale, je comparus assisté de M⁰ Pijon, qui témoigna, en me défendant, que si j'avais fait défaut dans le principe, c'est que j'y avais été forcé par son absence de Paris.

La cour royale, par l'organe de M. Sylvestre, déclarant l'appel au néant, confirma le premier jugement.

Je me constituai prisonnier et fis mes huit jours de prison.

Le 9 novembre 1841, je lus dans le *Journal des Débats* l'article suivant :

« Aujourd'hui, grâce aux ingénieux procédés découverts pour l'enseignement de l'anatomie et de la physiologie, comprises, à juste titre, par l'Université dans le cercle des études classiques, il ne devrait plus être permis aux gens du monde d'ignorer ce que savent les élèves de nos colléges; à plus forte raison aux officiers de police judiciaire, *aux juges d'instruction*, aux magistrats des cours d'assises, aux membres du barreau et aux jurés. Des connaissances spéciales sur ces matières leur seraient souvent nécessaires pour *l'instruction*, la défense et le jugement des affaires criminelles, *sous peine d'abdiquer en quelque sorte leur auguste mandat* en accordant une aveugle confiance à un expert dont l'opinion, sans contrôle, peut suffire, en dépit des garanties de la loi, pour vouer un accusé au déshonneur ou à la mort. »

Pour avoir dit verbalement ce que contient ce passage, j'ai été condamné à huit jours d'emprisonnement.

CHAPITRE XIV.

Que doit-on entendre par détenu et prévenu? — Lettre de M. Orfila,
qui veut m'engager à donner ma démission de l'association des
médecins de Paris. — Cette société de prévoyance protége-t-elle
ses membres? — Conséquences de la conduite du professeur Orfila
relativement à mes rapports avec MM. les médecins d'Orléans. —
De la légalité de mon interdiction universitaire et de ma condamnation par le tribunal d'Orléans.

Je vais maintenant entretenir le lecteur des suites de mon
procès; car tout n'est pas fini pour l'accusé lorsque la cour a prononcé d'une voix solennelle son acquittement; il lui reste une
seconde prévention à détruire, et comme un second procès à gagner
devant le pays.

Tous les hommes qui tiennent de près ou de loin aux gouvernans
semblent être obligés de croire l'accusation infaillible. Quelques
jours après mon procès, je me présentai au bureau de la préfecture de police, pour obtenir l'autorisation de visiter deux personnes
de Ste-Pélagie. Le chef de bureau, chargé de délivrer ces permis-
sions écrites, me regarde avec une certaine défiance. — Vous avez,
me dit-il, été *détenu*; on ne doit donc pas vous accorder cette
faveur aussi facilement qu'aux autres. — Si j'ai été détenu, lui
répondis-je, le reproche ne doit pas m'en être fait, mais bien
à l'autorité : la preuve en est dans mon acquittement.

En vérité, je ne savais pas encore que ces termes de *détenu* ou
de *prévenu* entraînassent, après l'acquittement, le sens qu'on
semblait vouloir y attacher. Oui j'ai été détenu! je le dis haute-
ment à mon tour, et en retournant, s'il le faut, contre les auteurs

directs ou indirects de cette détention, le blâme qu'on semble déverser sur moi.

Mais voici un autre épisode. Je reçois un matin la lettre suivante :

Paris, ce 5 juillet 1841.

« *Monsieur Orfila prie M. le docteur Halmagrand de passer chez lui dans son cabinet, jeudi prochain vers onze heures.* »

Au reçu de cette lettre, je crus que M. Orfila me demandait dans une intention bienveillante, et pour calmer autant que possible les orages survenus dans ma position, m'apporter quelques consolations dans la rude épreuve que je venais de subir. Je comptais alors sur les statuts de l'association des médecins de Paris, dont il est le chef. J'avais lu en effet l'article suivant qui semblait à mon adresse : « Le fonds de secours annuels se compose du revenu « du capital social et du produit des cotisations annuelles. Il est « spécialement destiné à soulager les médecins devenus mal- « heureux par suite des maladies, infirmités, progrès de l'âge, « *ou toute autre cause que la commission générale appré-* « *ciera.* »

Je croyais qu'il me faisait venir pour me dire : Vous avez perdu beaucoup ; l'association des médecins vous prie d'accepter un dédommagement ; votre procès est au nombre de ces malheurs sous-entendus que nos statuts n'ont pas désignés par leur nom, parce qu'ils n'ont pu ni les indiquer ni les prévoir.

Je me rends donc chez M. Orfila avec confiance : mais en vérité ce n'était ni de dédommagement ni d'assistance qu'il s'agissait ; on voulait m'engager mielleusement, par des raisons tirées en apparence de mes propres intérêts, à donner ma démission de membre de la société des médecins de Paris, et m'empêcher de professer à l'Ecole-Pratique. Je refusai positivement.

Dans les premiers jours du mois de novembre 1841, lors de la réunion des professeurs à l'Ecole-Pratique, M. Orfila refusa de me donner un amphithéâtre pour y faire mon cours, prétextant qu'auparavant il désirait me parler dans son cabinet. Je me rendis donc chez lui, et là il me dit que la liste de tous les professeurs étant mise chaque année sous les yeux du ministre de l'instruction publique, il *craignait* que mon nom n'y fût effacé. Cependant, me dit-il, *je vous promets de ne mettre aucune note sur votre compte* (1); mais avant que cette liste soit passée sous les yeux du ministre, je ne puis me permettre de vous accorder un amphi-théâtre.

N'ayant reçu aucune nouvelle, le 18 novembre 1841 j'écrivis la lettre suivante à M. Orfila :

> Monsieur,
>
> « Lorsque j'ai eu l'avantage de vous voir, vous m'avez fait observer
> « que chaque année la liste des professeurs étant mise sous les yeux
> « du ministre, vous craigniez que mon nom n'en fût effacé, et que
> « dans cette crainte vous deviez vous abstenir de me donner un amphi-
> « théâtre à l'école pratique.
>
> « Après vous avoir objecté que j'ignorais pour quel motif légal je
> « pouvais être privé cette année de faire mon cours, vous avez eu la
> « bonté de me promettre que vous m'écririez avant le 15 novembre ce
> « qui serait décidé à mon égard. Je vous prie donc, Monsieur, de me
> « faire savoir à quoi je dois m'en tenir relativement à une décision à
> « laquelle j'attache une certaine importance.
>
> « Agréez, etc. »

Je reçus la réponse suivante :

> • Paris, ce 20 novembre 1841.
>
> « Monsieur,
>
> « Hier, à l'occasion de votre demande, j'ai été chargé de savoir *au
> « parquet du procureur du roi s'il est vrai que vous ayez subi une con-
> « damnation pour injures contre un juge d'instruction.* J'ignorais que
> « vous eussiez eu un second procès, parce que j'ai été absent pendant
> « long-temps, et je n'ai pu donner à cet égard les renseignemens qui
> « m'étaient demandés. *Je vais de ce pas au palais de justice* pour savoir
> « ce qui en est, et compléter mardi prochain le rapport que j'aurais
> « voulu terminer hier. Dans la journée du 22 je m'empresserai de vous
> « faire connaître la décision qui aura été prise à votre égard.
>
> « Recevez, Monsieur, l'assurance de mes civilités.
>
> ORFILA.

---

(1) Bienveillance hypocrite. Je sais actuellement d'une manière posi-tive et presque officielle que M. Orfila est chargé, au ministère de l'instruction publique, de tout ce qui est du ressort de l'exercice de la médecine et que le ministre s'en rapporte complètement à ce qu'il fait sans s'en occuper aucunement.

C'est à dater de cette époque que commencent toutes les menées employées par *notre confrère* Orfila pour me nuire. Cette *décision* qu'il promettait de me faire connaître le 22 novembre 1841, est encore à venir, sans égard pour les convenances et les inquiétudes qui m'accablaient.

Il me fut donc despotiquemement interdit de faire mes cours à l'Ecole-Pratique. Plusieurs médecins dévoués à l'autocrate Espagnol vinrent me prier de donner ma démission de membre de l'association des médecins de Paris. On jugera de la sollicitude de cette société pour un confrère accablé sous le poids des circonstances les plus malheureuses. On appréciera sa fidélité à remplir ses engagemens vis-à-vis de ses membres quand ceux-ci méritent sa bienveillante intervention.

Je refusai positivement de donner ma démission; car il ne me paraissait ni légal ni logique d'expulser un citoyen d'une société quelconque, pour avoir été jugé innocent d'une accusation absurde dirigée contre lui. Mais les quelques flatteurs de M. Orfila continuèrent leurs menées, et je reçus la lettre suivante, qui fut également adressée à tous les membres de l'association des médecins de Paris.

« Monsieur et très-honoré confrère, vous êtes prié de vous trouver
« dimanche 23 janvier, à deux heures très-précises, à l'assemblée
« générale annuelle qui aura lieu, comme de coutume, dans le grand
« amphithéâtre de la Faculté, sous la présidence de M. Orfila.

« Il est important que vous vous rendiez à cette assemblée, qui a
« pour objet 1° *la collecte des souscripteurs* (1); un bureau destiné à
« recevoir les cotisations et les dons sera ouvert dès une heure et demie;
« 2° le tirage au sort du tiers entrant de la commission générale et des
« suppléans.

« Vu l'importance des fonctions de membre de la commission, on
« n'admettra que ceux des sociétaires présens à l'assemblée qui décla-
« reront accepter ces fonctions. Un membre suppléant sera adjoint
« dans chaque arrondissement aux titulaires, afin que le nombre des
« membres corresponde au nombre des quartiers de Paris; 3° l'élection

(1) Cette société qui me rayait du nombre de ses membres recevait ma cotisation de l'année 1842.

« d'un président et d'un vice-président; 4° le compte-rendu de la ges-
« tion de la commission pendant 1841 par le secrétaire.

> « Paris, 10 janvier 1842.

> > « Pour M. le président,

> > > > « GIBERT,

> > > > > » *Secrétaire général.*

« *N. B.* La commission générale a décidé que la *radiation d'un*
« *membre serait proposée à l'assemblée par l'organe de son* PRÉSIDENT.

« Une modification additionnelle à l'article 24 des statuts de l'as-
« sociation sera également proposée au nom de la commission géné-
« rale. »

Cette *radiation* dont il est question dans le *nota* me concernait.
C'était mon nom que M. le président Orfila voulait faire disparaître
de la liste des membres. On voit que la lettre qu'il m'avait écrite le
20 novembre 1841 était préméditée, puisque l'on doit supposer
qu'il savait fort bien qu'il était dans l'intention de s'opposer à ce
que je fisse mes cours, et de me faire rayer du tableau de l'association.

Messieurs mes confrères ne s'attendaient pas à ce que je vinsse
moi-même à cette séance. Cependant j'y allai. M. le président
proposa ma radiation, *parce que j'avais été cité en cour d'assises et que j'avais été condamné à huit jours d'emprisonnement.*

Je demandai la parole; mes confrères m'engagèrent à monter à
la tribune, où je leur exprimai qu'il m'était impossible d'admettre
qu'ils pussent me rayer sans m'avoir entendu. Je leur dis que ma
radiation était illégale, car si j'avais été en cour d'assises, j'avais
été acquitté à l'unanimité. Quant aux huit jours d'emprisonnement, ils n'avaient rien qui pût porter atteinte à l'honneur; je
repoussai donc la prétention qu'avait M. le président de m'expulser.

Ces explications furent goûtées. Mes confrères ne furent pas
insensibles aux observations que je leur adressai. Ils me manifes-
tèrent leur approbation, surtout quand je leur exprimai combien
mes tortures étaient grandes puisque, après un procès, après un
acquittement solennel, il fallait encore venir me défendre à leur
barre *trois jours seulement* après avoir perdu ma femme, qui

,venait de succomber sous les tortures morales auxquelles ses forces physiques n'avaient pu résister.

M. le docteur Gibert, secrétaire général, prit courageusement ma défense. Il fit observer que l'accusation qui avait été dirigée contre moi par le ministère public ne lui paraissait pas fondée; que mes antécédens comme professeur et comme praticien, que mon acquittement, étaient des droits à la juste protection de mes confrères. La conduite de M. le docteur Gibert fut des plus honorables. Il eut le courage, assis à la gauche du président Orfila, de défendre l'opprimé contre l'oppresseur, le faible contre le fort, la légalité contre le despotisme. Honneur à son courage, je lui en aurai une reconnaissance qui durera autant que moi. Sa noble conduite sera un jour récompensée. Oui! tôt ou tard arrivera un moment où on dira, à la louange de ce confrère distingué sous tant de rapports : « C'est un homme courageux et intègre, un confrère estimable qui a protégé un médecin dont le tort principal était de n'avoir jamais voulu se mettre au nombre des adulateurs du président Orfila. » Les explications franches et loyales que je donnai à l'assemblée, aidées des observations de M. le docteur Gibert et de quelques autres confrères, me valurent l'immense majorité qui se manifesta en ma faveur. Il fut décidé que je ne cesserais pas de faire partie de l'association.

A peine cette décision fut-elle prise, que M. le président Orfila, sans respect pour elle, s'écria avec colère, avec cet accent africo-espagnol qu'on lui connaît : « Messieurs, JE DONNE MA DÉMIS-SION (1). » Ainsi, aussitôt que M. Orfila a perdu l'espoir de me faire rayer du tableau de l'association des médecins de Paris, dont il est président et *protecteur*, il donne sa démission! Le président espagnol (2) en agit ainsi parce que l'association refuse d'être l'instrument des tortures qu'il veut infliger à un citoyen qui a le tort d'avoir raison et d'avoir fait échouer une accusation sans base.

(1) Je dis que tout homme qui en attaque, qui en poursuit un autre quand il est placé sous la main de la justice à laquelle il appartient exclusivement, je dis que cet homme commet une lâcheté !.... (*Paroles de M. Michel de Bourges*, Loiret du 2 mars 1840.)

(2) M. Orfila est né aux îles Baléares, possessions espagnoles.

Un fait m'est acquis, c'est que je suis parvenu à neutraliser les menées de M. Orfila et de ses séides. J'ai obtenu la majorité. Il est positif que MM. les membres, mes confrères, n'ont pas considéré mon procès en cour d'assises ni mes huit jours d'emprisonnement comme devant m'exclure de leur société; le procès-verbal de la séance du 23 janvier 1842 est un témoignage que tout le monde peut consulter entre les mains de M. le docteur Gibert.

Peut-être croira-t-on que M. Orfila s'est lassé de poursuivre un confrère déjà trop à plaindre, déjà trop humilié. N'était-ce pas assez, pour un seul homme, de deux mois de prévention, d'un procès en cour d'assises, d'un procès en police correctionnelle, d'un procès en cour royale, et enfin, pour dernière épreuve, la longue et douloureuse maladie d'une femme qui m'avait donné tant de preuves de dévoûment et qui en mourant me laissait deux filles en bas âge. Tout cela en moins d'une année. Mais cela ne suffisait pas; la *vendetta* de l'Espagnol ne fut pas satisfaite. Il avait dit qu'il donnerait sa démission de président si je restais au nombre des membres de la société, mais l'ambitieux toxicologiste n'avait pas l'intention de donner suite à ses menaces, attendu qu'il tient aux adulations dont on l'entoure, qu'il est trop heureux de présider une société d'admiration mutuelle; il fallait qu'il restât et que je fusse évincé; voici comment il y parvint :

Plusieurs médecins me sollicitèrent de nouveau pour m'engager à donner ma démission, me disant que je mettais leur président dans la nécessité de donner la sienne, que la société était perdue, que j'étais la cause de la discorde qui y existait, que je ferais preuve de bon vouloir et qu'on m'en saurait gré. D'autres vinrent me dire qu'on faisait une enquête sur mon compte et qu'on prendrait après cette enquête (1) la résolution de me rayer. L'*Espagnol*

---

(1) Parmi les médecins qui vinrent chez moi, et qui se distinguèrent par leur dévoûment aveugle pour les volontés du maître et leur peu de considération pour un confrère malheureux, je dois mentionner MM. Guillon et Lécorché-Colombe. Un des membres de la société, M. Ollivier (d'Angers) dit qu'il ne pouvait plus s'asseoir à mes côtés. Je suis fâché de ne pas mériter de la part de ce médecin légiste l'intérêt et la sympathie que lui inspira Peytel. (*Lisez une brochure intitulée* Consultation médico-légale sur un cas de blessure par arme à feu, *par le docteur Ollivier (d'Angers),* 1839

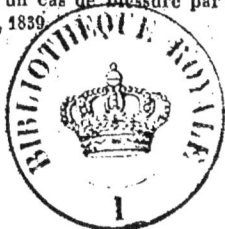

7

avait dit : *Je donne ma démission* ; mais il ne voulait point la donner. Il fallait donc qu'il employât tous les moyens pour m'expulser afin de rester président.

Je résistai à toutes les menaces, à toutes les insinuations, à toutes les sollicitations. Je regrettai d'être un sujet de discorde parmi une société dont la majorité est respectable; mais j'étais dans mon droit. La société manquait à son mandat envers moi; on n'avait aucun motif de me rayer, c'était un précédent fâcheux que je dus combattre dans l'intérêt de tous.

Une nouvelle réunion eut lieu, encore sous la présidence de M. Orfila, et voici comment on trouva le moyen de m'évincer.

Ayant été en rapport avec beaucoup d'étudians, il s'en trouva un dont les études premières n'avaient pas eu pour but la profession de médecin. Des revers de fortune l'obligèrent à étudier la médecine. Sa réception fut prompte, car ses premières études lui rendirent facile l'obtention du diplôme d'officier de santé, qui fut le seul que ses moyens pécuniaires lui permirent d'obtenir pour le moment. Ce médecin avait été plusieurs fois témoin des résultats avantageux que j'avais obtenus par l'administration d'une espèce d'injection que je prescrivais aux personnes atteintes de leucorrhée. Il me proposa de donner de la publicité à ce médicament. Je lui en donnai la formule; il prit un brevet en son nom, et me reconnut la moitié de la propriété par une simple lettre. Ce médicament fut annoncé *un petit nombre de fois* sans que mon nom y figurât jamais.

Une discussion s'élève entre ce médecin et mon homme d'affaires au sujet de ce brevet d'invention. De cette discussion naquit un procès, auquel j'attachai si peu d'importance que je n'en connais pas positivement le résultat, dont s'est occupé mon homme d'affaires.

Peut-on dire qu'en cette circonstance je recourais au charlatanisme? Je n'en ai jamais reçu un denier! On peut savoir si l'oxálmo a été souvent annoncé dans les journaux, si mon nom y a jamais paru.

Eh bien, le croira-t-on! Dans cette seconde réunion, qui eut lieu sous la présidence de M. Orfila, qui d'avance avait décidé, sans m'avoir fait prévenir et par conséquent en me privant de tout moyen de défense et de justification, de me faire rayer; dans cette réunion, dis-je, invoqua-t-on mon procès en cour d'assises? non;

celui en police correctionnelle? non; celui en cour royale? non; ma condamnation à huit jours d'emprisonnement? non; car on eût échoué une seconde fois, la légalité et la constitutionnalité étaient pour moi; mais on invoqua cette contestation avec ce médecin et on en conclut que moi Halmagrand, étant un charlatan, je ne devais plus faire partie de l'association. Ma radiation fut proposée, admise, et le président Orfila satisfait.

Après mes études et mes travaux, après les services que j'ai rendus, soit comme professeur, soit comme praticien, me voici donc placé au nombre des charlatans exploitant la crédulité publique! Mais les médecins les plus honorables n'ont-ils pas attaché leurs noms à telle ou telle préparation pharmaceutique sans être taxés de charlatanisme? N'y en a-t-il pas quelques-uns dont la fortune s'est accrue par la vogue qu'obtinrent certains médicamens qu'ils avaient inventés sans pour cela avoir cessé de jouir de la considération de leurs confrères et de leurs concitoyens? Les médecins les plus honorables, au moment où je trace ces lignes, méritent-ils d'être mis au nombre des charlatans parce qu'ils annoncent ou font annoncer les résultats de leurs recherches, de leurs observations ou de leurs découvertes. M. le docteur Donné, si connu du monde savant, sera-t-il un charlatan parce que M. Charrière annonce un appareil nouveau pour le *traitement des cors*, *œils de perdrix* (1), etc., dû à ce médecin distingué, ou parce que ce médecin, tenant à honneur d'avoir concouru au choix de la nourrice du comte de Paris, offre le secours de ses lumières à M. Chenu pour un bureau de nourrices? J. Pelletier, membre de l'Académie de médecine, était-il un charlatan parce qu'on annonça sous son nom, et comme l'ayant inventé, un nouveau dentifrice nommé *Odontine*. D'ailleurs l'épithète de charlatan n'est-elle applicable qu'aux médecins qui annoncent des médicamens? Non certainement. Sans nommer personne, ne pourraient-ils pas être considérés comme non moins charlatans ces médecins honorables, distingués, qui, par des certificats d'une complaisance coupable, vantent les propriétés de tels et tels médicamens vendus par un pharmacien; ne sont pas moins charlatans non plus ces prétendus professeurs qui ne font ni cours ni leçon, mais qui tapissent

_____

(1) Lisez le journal *la France industrielle* du 21 janvier 1841.

les murs de Paris d'affiches qui annoncent, en monstrueux caractères, les cours qu'ils ne font pas ; ne sont pas moins charlatans
ces médecins qui, bien que faisant des cours plus ou moins suivis,
pourraient les annoncer en se contentant de faire coller dans le
quartier latin une centaine d'affiches, en font placer dans Paris
des milliers d'exemplaires, disposés dans les endroits les plus
fréquentés de la capitale et les moins habités par les élèves en
médecine.

Ne sont pas moins charlatans ces médecins qui font insérer dans
les journaux les plus répandus des leçons entières faites sur des
opérations nouvellement importées en France, et dont la nouveauté
devient une industrie lucrative (1).

Ne sont pas moins charlatans ces médecins qui se font décorer
dans les feuilles publiques des titres pompeux de PRINCES DE LA
SCIENCE (2).

Mais c'en est assez sur cette matière. Moi je soutiens que je
suis moins charlatan que bien d'autres qui passent pour ne pas
l'être ; car je n'ai jamais reçu une obole de cet oxalmo ; jamais
on n'a vu mon nom publiquement mêlé à des annonces ; jamais on
ne vit de certificats émanés de ma plume, ayant pour but de vanter
un médicament quelconque ; jamais je n'ai fait afficher mes cours
à plus de cent exemplaires ; jamais je n'ai fait insérer dans les
journaux d'articles élogieux sur mon compte, et cependant je viens
d'être rayé de l'association des médecins de Paris comme m'étant
livré au charlatanisme !

Nous verrons bientôt quelles sont les conséquences d'une accusation mal fondée et les suites d'une mesure de discipline mal
appliquée.

Tels sont les motifs qui furent invoqués devant cette société
protectrice pour accabler un confrère. Telle est la manière dont son
président entend protéger la profession médicale, en cherchant à
humilier un de ses membres.

Tout doit avoir un terme. Celui des vexations dirigées contre

---

(1) Lisez les *Débats* du 7 février 1841 ; le *Siècle* du 15 janvier et du 10 décembre 1841.

(2) Que dira-t-on alors des Cuvier, des Dumas, des Arago, des Gay-
Lussac, des Thénard, des Bouillaud, des Raspail, etc.

moi était-il arrivé ? On serait dans l'erreur si on le pensait. Que le lecteur lise avec attention la suite de mes tribulations ; il verra la ténacité avec laquelle l'organisation encéphalique du doyen Orfila poursuit sa victime. On appréciera comment cet homme vindicatif poursuit sans relâche celui qui lui résiste par le bon droit de sa cause et par l'énergie de son caractère.

Il ne me restait plus qu'une ressource. La base de l'accusation qui avait été portée contre moi était toute médico-légale. Il ne me suffisait pas d'avoir obtenu l'unanimité du jury. Je désirais ardemment soumettre la question à des juges plus compétens encore, à des savans versés dans de pareilles questions ; aussi j'adressai à l'Académie la lettre suivante :

A MM. les Membres de l'Académie royale de Médecine.

« Messieurs,

« Comme médecin j'ai été accusé d'un crime, impossible dans l'espèce, et que les caractères donnés par l'expertise légale démentaient, et cependant j'ai été assis sur le banc de la cour d'assises !

« J'ai été acquitté, mais quelle est la valeur d'un acquittement obtenu à l'unanimité, devant des esprits prévenus ou ignorans !

« Dans un temps on disait : Si le roi le savait ! Moi, je dirai : Si l'Académie le savait !

« C'est afin qu'elle le sache, messieurs, que je viens très-humblement vous prier de m'accorder un tour de faveur pour vous lire un mémoire intitulé : *De la valeur des signes rationnels de l'avortement en expertise légale.*

« Ma réputation, ma position dans le monde, vis-à-vis de vous, messieurs, et des miens, sont pour moi autant de motifs et pour vous autant de titres pour obtenir la faveur que je réclame de votre justice et de votre impartialité.

« J'attends donc, messieurs, de votre bienveillance, que vous veuilliez bien me désigner le jour où je pourrai avoir l'honneur de vous lire mon mémoire.

« J'ai l'honneur d'être avec respect, etc. »

Je fus inscrit au nombre des médecins qui devaient avoir l'honneur de lire des mémoires à l'Académie.

Mais il existe dans cette savante assemblée des hommes qui étaient intéressés à ce que la lecture que je sollicitais me fût interdite. On fit circuler, dans la séance qui suivit celle où j'avais adressé ma lettre, une circulaire manuscrite par laquelle on engageait les membres à manifester qu'ils s'opposaient à ce qu'il me fût permis de lire mon mémoire. Cette circulaire arriva à la place de M. le docteur Londe; cet honorable et indépendant académicien la déchira et la jeta à ses pieds.

Ce semblant de manifestation ayant échoué, on parvint à influencer tellement le conseil d'administration de l'Académie où figure encore le président Orfila, que mon nom fût rayé de la liste des lectures. Je fus donc privé de lire ce mémoire, qui constitue la partie médico-légale de cet écrit que je suis ainsi obligé de publier.

Las de pareilles discussions, rebuté par tant d'obstacles, fatigué par les calomnies des uns, et voulant éviter l'exaspération à laquelle me poussaient les conseils des autres, frappé dans ce que j'avais de plus cher par la mort de ma femme, désirant prendre du repos et y trouver la réparation de mes forces morales si cruellement brisées, je m'éloignai de Paris. Je choisis la ville d'Orléans, espérant y exercer tranquillement une profession dans laquelle il est si facile et si consolant d'être utile aux malheureux. Mais qu'on ne croie pas que je trouvai cette tranquillité qui me devenait si nécessaire; les bruits les plus absurdes m'y suivirent. Arrivé dans cette ville on dit que ce n'était que par de puissantes protections que j'avais échappé aux conséquences de mon procès; que je me réfugiais à Orléans parce que j'avais été chassé de l'Ecole-Pratique et de l'association des médecins de Paris, pour vente de remèdes secrets ! ! ! etc., etc.

Comment, me dira-t-on, pouvez-vous conclure que les calomnies qui ont été débitées sur votre compte à Orléans sont la suite de la conduite de M. Orfila à votre égard ? Le voici : Mon arrivée à Orléans coïncida avec la présence en cette ville de MM. Ollivier (d'Angers) (1) et Devergie, qui y vinrent pour une expertise médico-légale. Ces messieurs ne manquèrent point, sans respect pour le verdict qui m'acquittait, de débiter sur mon compte tout ce qui pouvait justifier leurs incompréhensibles procès-verbaux.

_____

(1) A la même époque une alliance médicale mit M. Orfila en contact avec un chirurgien intéressé à diminuer les chances que je pouvais avoir d'inspirer de la confiance dans une ville où je venais me fixer.

À cette même époque j'adressai au conseil municipal la lettre suivante :

A M. le Maire , à MM. les Adjoints , et à MM. les Membres du Conseil municipal de la ville d'Orléans.

« Messieurs ,

« J'apprends que dans sa sollicitude pour tout ce qui peut contribuer à l'avantage ou à l'embellissement de la ville d'Orléans , le conseil municipal avait conçu l'heureuse idée de fonder une école de médecine secondaire. Des raisons d'économie arrêtèrent malheureusement l'exécution d'un projet d'autant plus vaste, d'autant plus beau qu'il eût été nécessairement fertile en grands résultats.

« S'il m'était permis de le faire, messieurs, je mettrais à votre disposition les faibles ressources que je dois au travail combiné à l'étude de l'enseignement. Apprendre et transmettre aux autres ce que je suis parvenu à savoir, ou, pour me servir de l'heureuse expression du divin Platon , acquérir la science *enseignée* et posséder la science *enseignante*, ont été et seront constamment chez moi l'un de ces besoins irrésistibles que la vie intellectuelle nous impose à tous.

« Je m'offre donc , sans rémunération aucune, à faire des cours publics qui mettraient les jeunes gens qui en auraient la vocation à même de débuter dans les études médicales.

« Quelles sont les nouvelles dépenses que nécessiterait l'établissement d'une école secondaire de médecine à Orléans ? aucune, si vous acceptez, messieurs , les offres que j'ai l'honneur de vous faire.

« Vous avez déjà, mais épars, des cours auxquels les élèves qui s'inscriront pourront assister. Vous possédez en effet, dans les hôpitaux de la ville, des cliniques externe, interne et d'accouchemens, un cours de physiologie, de botanique , de physique et de chimie. Il vous sera facile de trouver un pharmacien instruit, qui sera honoré d'être chargé par le conseil municipal de faire un cours de pharmacie et de matière médicale.

« Vous voyez donc, messieurs, que vous avez entre vos mains tous les élémens d'un enseignement médical complet qui ne vous entraînera dans aucune dépense, puisqu'il existe déjà, et qu'il suffit de réunir les matériaux à un centre auquel, tout , dans un enseignement médical , doit converger et duquel tout émane. Je veux parler de l'anatomie. Car, messieurs, permettez-moi de vous en faire l'observation , sans anatomie, vous n'aurez jamais que des études incomplètes.

« Ce qui vous manque, messieurs, je viens vous l'offrir. Que le conseil municipal daigne m'assigner un amphithéâtre d'anatomie et mettre à ma disposition des sujets; d'ici à peu de temps et sans qu'il en coûte rien à la ville, j'aurai réuni les premiers élémens d'un enseignement complet d'anatomie et par conséquent d'une école secondaire.

« D'autres résultats, messieurs, peuvent être la conséquence de la protection que vous accorderez à l'enseignement de l'anatomie. En effet, lorsque, par le chemin de fer, Orléans sera un des faubourgs de Paris, vous verrez des élèves, des étrangers (des Anglais surtout) venir s'établir dans notre ville où ils trouveront réunis les avantages d'une vie moins dispendieuse et plus saine à des études anatomiques plus faciles. Car, messieurs, les élèves, et les étrangers surtout, trouvent difficilement de la place dans les amphithéâtres de dissection de la capitale. Faites donc que l'enseignement de l'anatomie soit complet, et vous verrez que les faibles dépenses que vous aurez faites seront bientôt couvertes par l'inscription des élèves et des étrangers que vous aurez su attirer. »

« Plus tard, si l'école secondaire d'Orléans, par sa proximité de Paris, par son chemin de fer et par l'activité qui sera déployée, vient à prospérer, je me chargerai peu à peu et sans frais de vous établir un cabinet d'anatomie qui facilitera encore l'étude de cette science si utile à l'art de guérir.

« Dans plusieurs villes de notre belle France, un grand nombre de savans justement célèbres, les Chaussier, les Ameline, les Dumas, les Delmas, les Bogros, ont institué des cabinets d'anatomie, à Dijon, à Rouen, à Caen, à Montpellier, à Strasbourg et à Paris. C'est là qu'une jeunesse infatigable, sans cesse tourmentée par la soif d'apprendre, va puiser les principes de l'art divin. C'est encore là, dans ces mêmes villes, que les étrangers se rendent en foule pour admirer ces monumens éternels de la science, et pour se prosterner devant les mânes sacrées des philanthropes immortels qui les leur ont érigés.

« Que le conseil municipal, loin de se préoccuper de la moindre dépense, m'honore de sa confiance. La seule récompense que je désire, c'est de prouver, comme je l'espère, que je la mérite.

« Je propose donc au conseil municipal de faire *gratuitement* les cours, savoir : d'anatomies générale, descriptive et topographique, de pathologie, de médecine opératoire et d'obstétrique.

« Aidés de ces cours, les jeunes gens qui se destinent à la médecine commenceraient avantageusement leurs études et seraient par cela même initiés de bonne heure aux mystères d'une science si longue et si complexe.

« Enfin, en dehors de l'école de médecine, je désirerais, cet hiver, faire un cours d'anatomie *appliquée*, où les deux sexes pourront assister, mais où on ne sera admis que sur la présentation d'une carte d'entrée.

Ces conférences, mises à la portée de tous, seraient affectées à l'histoire des parties qui composent l'organisme, considéré chez l'homme, pour arriver comme but et résultat à la connaissance des actes et des phénomènes dévolus à chacun de ses instrumens merveilleux, comme type supérieur des espèces zoologiques.

« Placés à la tête d'une population intéressante, permettez, messieurs, qu'en me faisant inscrire parmi les médecins qui lui sont consacrés, je vienne vous soumettre quelques-uns de mes ouvrages. J'ose en faire hommage à la ville. Je serais heureux et fier tout à la fois, si vous les jugiez dignes d'occuper une place dans sa bibliothèque.

Je viens également vous prier de jeter un regard indulgent sur quelques pièces artificielles destinées à faciliter l'étude de certaines parties de nos solides. En les faisant figurer dans le muséum d'Orléans, le conseil m'eût accordé une insigne faveur; ce sont les seules qui me restent de beaucoup d'autres que j'ai faites pour l'école de Paris, et que l'on voit soit dans son cabinet soit au musée Dupuytren.

« Si la proposition que j'ai l'honneur de vous faire est prise en considération, je vous demanderai la permission, messieurs, de la développer devant vous, seul moyen d'en faire ressortir plus complètement les avantages.

« J'ai l'honneur, etc.

« Orléans, le 19 août 1842. »

Cette lettre, que je remis moi-même à M. le maire, était accompagnée de pièces par lesquelles je croyais prouver que j'étais apte à remplir mes engagemens. Je priais le conseil d'accueillir avec bienveillance quelques-uns de mes ouvrages pour les déposer à la bibliothèque. Je joignais à ces ouvrages plusieurs préparations anatomiques semblables à celles que j'ai faites et qui figurent soit au cabinet de la Faculté de Paris, soit au musée Dupuytren, afin que MM. les membres pussent juger si je pouvais réaliser l'offre que je faisais de fonder un musée. J'espérais que le conseil, dont l'esprit éclairé sait toujours apprécier ce qui est d'utilité publique, me permettrait d'exposer ces préparations, non-seulement pour les soumettre à l'examen de ses membres, mais encore pour en faire naître le goût chez quelques jeunes gens qui, ignorant ce genre de travail, ont peut-être cependant en eux le germe et les dispositions nécessaires pour devenir d'habiles préparateurs.

Mes préparations furent déposées dans un local de la mairie, que je m'abstiens de nommer. Je devais espérer néanmoins qu'au moment où mes propositions seraient connues, ces messieurs, avant de se prononcer, voudraient s'assurer de la nature et de la valeur des objets que je soumettais à leur impartiale investigation.

J'étais dans l'attente du résultat, quand un des garçons de la ville vint me remettre les ouvrages dont j'avais fait hommage au corps municipal, ainsi que la lettre suivante :

Le Maire de la ville d'Orléans, à M. Halmagrand, docteur-médecin.

« MONSIEUR,

« J'ai soumis au conseil municipal, dans sa séance d'hier, la lettre
« que vous m'avez fait l'honneur de m'adresser le 18 de ce mois.; mais
« cette communication ayant été *précédée* du vote relatif à l'établisse-
« ment d'une école préparatoire de médecine et de pharmacie à Orléans,
« *les propositions que vous avez bien voulu faire* dans l'intérêt de l'en-
« seignement médical ne se sont pas trouvées susceptibles d'être
« accueillies, surtout en considérant qu'un cours d'anatomie et de
« physiologie *comparées* était, depuis plusieurs années, fait gratui-
« tement par un de MM. les docteurs en chirurgie de cette ville (1).

« En vous donnant connaissance de cette détermination du conseil
« municipal, je vous prie d'agréer, avec mes regrets, l'assurance de
« ma considération distinguée.

« Orléans, 27 août 1842.

« *Le maire par intérim :*

« Signé ROUSSEAU-DEHAIS. »

Je comprends, jusqu'à un certain point, que ma communication

---

(1) Il est malheureux que sous l'influence d'un homme partial placé à la tête des affaires médicales, les titres antérieurs ne soient jamais pris en considération. Toutes les nominations aux places et aux fonctions publiques sont toujours dirigées sous l'influence d'une camarilla, d'un favoritisme, d'un népotisme qui sacrifient tout à leurs inspirations égoïstes. Voulez-vous que la moralité préside aux actions des hommes ? faites que tous soient récompensés et employés suivant leur mérite et leur capacité. Ne donnez pas plusieurs places aux uns pour favoriser leur servilisme, et ne laissez pas les autres, qui sont non moins capables, méritans et instruits, pourrir et périr dans la misère, à moins qu'ils ne recherchent dans des actions illicites une existence que vous leur refusez malgré les droits qu'ils ont à votre protection. Combien d'exemples pourrais-je citer d'hommes incapables comblés de faveurs, tandis que d'autres, modestes, instruits et courageux, sont tombés dans la misère

ait été *précédée du vote relatif à l'établissement d'une école préparatoire*; mais ce que je ne puis comprendre, c'est que *les*

---

et furent obligés, dans les instans qui précédèrent leur mort, de demander à la charité publique ou à l'hôpital des secours qu'on aurait dû offrir à leurs talens. Que ne pourra-t-on pas dire sur la composition récente du personnel de l'école de médecine d'Orléans qui vient d'être fondée ? Depuis vingt années, un praticien recommandable, M. le docteur Peyrot, avait rendu des services réels à la Maternité d'Orléans. Depuis vingt années au moins cet honorable praticien a peuplé le département du Loiret de cette classe de sages-femmes qui sont utiles puisqu'elles vont dans la chaumière du paysan pauvre et malheureux présider à la naissance de jeunes êtres qui, vingt années après constituent la force de l'état. On se tromperait si on croyait que ce respectable praticien a été nommé à la place de professeur d'accouchemens à cette école secondaire. Celui qui est nommé, dirait-on peut-être, avait, par des travaux spéciaux, obtenu la préférence dans l'intérêt de l'enseignement public. Non, assurément ; celui qui a été nommé au préjudice du docteur Peyrot ne s'est jamais occupé d'accouchemens ni de maladies des femmes. Il est si étranger à cette spécialité qu'il employait dernièrement, sur une femme qu'il traitait pour une affection de poitrine, tous les moyens thérapeutiques nécessaires pour lui faire revenir ses règles, et cette femme était enceinte de quatre mois passés ! Ce que Beaumarchais mettait dans la bouche de Figaro est encore vrai après la révolution de 1830 : « Il fallait un calculateur, ce fut un danseur qui l'obtint. »

Lorsque M. le maire d'Orléans me répondit que les *propositions que j'avais bien voulu faire dans l'intérêt de l'enseignement médical n'étaient pas trouvées, par le conseil municipal, susceptibles d'être accueillies, surtout en considérant qu'un cours d'anatomie et de physiologie comparées, était depuis plusieurs années fait gratuitement par un de MM. les docteurs en chirurgie de cette ville*, c'était reconnaître des titres acquis par un médecin instruit et honorable. L'autorité municipale *de sponte suâ* les constatait. Pour ceux qui liront ces lignes, celui qui fut si honorablement désigné par cette autorité municipale dût faire partie des nominations de la nouvelle école ; mais M. le docteur Lhuillier n'a point été compris dans ces nominations. Il reste, malgré des antécédens si utilement employés, complètement étranger à ce nouveau corps enseignant. Qui donc a été chargé de l'enseignement de l'anatomie et de la physiologie ? Un jeune médecin qui, sous les auspices de M. Orfila, vient de contracter avec le chirurgien que j'ai indiqué plus haut une alliance dont une des conditions principales était la nomination du jeune adepte à l'école d'Orléans.

Mais, dira-t-on, vous M. Halmagrand, qui faisiez des propositions si désintéressées à la ville, vous avez obtenu quelque chose ? Je répondrai qu'étant mis à l'index par M. Orfila, duquel les nominations dépendaient, je dois me trouver honoré de ne pas y avoir été compris, de même que j'ai été heureux d'apprendre que l'autorité locale m'avait présenté au choix du ministre.

propositions que j'avais bien voulu faire dans l'intérêt de l'enseignement médical ne m'aient point valu le moindre remercîment.

Je n'avais pour but d'évincer personne, puisque l'école n'était pas encore organisée. On me cite un *cours d'anatomie et de physiologie* COMPARÉES fait par un docteur en chirurgie de la ville. J'ai eu l'avantage d'assister à une de ses intéressantes leçons, et c'eût été bien mal reconnaître les lois de l'hospitalité que de manifester l'intention de faire un cours identique au sien ; car un cours *d'anatomie appliquée* n'est pas un cours *d'anatomie et de physiologie comparées*.

Je ne pus donc expliquer la lettre de M. le maire que par un malentendu. Il me paraissait difficile que mes ouvrages ne fussent pas acceptés. Lorsque je m'adressais à ce que la ville a de plus éclairé, à une réunion d'hommes que l'on ne peut accuser d'ignorer les règles de la plus simple bienséance, je ne pouvais m'attendre à un pareil refus ; aussi dus-je repousser loin de moi la pensée d'une injure que je n'avais pas provoquée.

Le 31 août, je lus dans le *Journal du Loiret* le paragraphe suivant : « M. Halmagrand, médecin, fait *hommage à la ville de* « *quelques-uns de ses ouvrages, et demande la concession d'un* « *local où il offre de faire des cours publics gratuits*. ORDRE DU « JOUR (1). »

Comment ! je faisais hommage de quelques-uns de mes ouvrages : ORDRE DU JOUR. J'offrais à la ville de concourir gratuitement à la fondation d'une école : ORDRE DU JOUR. Je proposais d'exécuter gratuitement un musée d'anatomie : ORDRE DU JOUR.

Quoi ! la ville refusait, par l'organe d'un de ses représentans, d'honorer un auteur en acceptant ses écrits, modestement offerts. Est-ce ainsi qu'on doit comprendre l'encouragement à donner aux sciences, aux arts et aux lettres ?

Mais d'où provenait ce refus ? Etait-ce réellement de MM. les conseillers municipaux ? Non certainement. MM. les conseillers

---

(1) La princesse de Craon fut plus heureuse que moi, car je lis dans le *Loiret* du 26 août 1843 : à l'ouverture de la séance M. le maire annonce que Mme la princesse de Craon fait hommage à la ville d'un ouvrage dont elle est l'auteur, et qui a pour objet Jeanne-d'Arc et le siége d'Orléans. *Accepté avec reconnaissance.*

ont été induits en erreur par des propos calomnieux tenus sur mon compte, par ceux qui m'avaient poursuivi de leur inimitié à l'association des médecins de Paris, propos répétés avec empressement par *quelques* médecins d'Orléans (1).

Cette continuité de poursuites haineuses ayant pour point de départ le doyen Orfila deviendra évidente si on se reporte aux conséquences suivantes, que je ne puis attribuer qu'à son influence.

Ayant été peu flatté de l'accueil immérité que le conseil municipal avait fait à mes ouvrages et à mes offres, je résolus de faire à Orléans un cours public comme j'en faisais à Paris depuis quinze années. A cet effet, et pour me conformer aux *formalités* universitaires, j'adressai à M. le recteur de l'Académie d'Orléans la lettre suivante :

« Monsieur,

« Je vous prie d'avoir la bonté de m'accorder l'autorisation de faire « un cours d'hygiène et d'anatomie physiologique.

« Bien que cette autorisation m'ait été donnée par le ministre pour « les différens cours que je faisais à l'École-Pratique de la Faculté de « médecine de Paris, je n'ai pas cru, M. le recteur, devoir en com- « mencer à Orléans, où je suis fixé, sans vous faire part de mes inten- « tions, en vous priant de m'accorder une faveur dont je jouissais à « Paris, et à laquelle j'ai fait participer pendant quinze années les nom- « breux élèves qui ont suivi mes cours publics.

« J'ai l'honneur, etc. »

---

(1) Il n'est, je crois, qu'un seul médecin qui resta étranger aux calomnies intéressées répandues à dessein contre moi.

De la réputation la mieux méritée, praticien consommé, doué d'un coup-d'œil médical rare, philosophe, littérateur, et comme on le dit de lui dans l'ouvrage d'une femme d'esprit et de goût, instruit sans pédanterie, spirituel sans prétention, gai sans licence et bon par-dessus tout, M. Jallon ne pouvait participer à la jalousie malveillante de quelques autres médecins de la ville. Éminemment distingué sous tant de rapports, homme d'esprit, en un mot, placé par une supériorité non contestée en dehors de l'atmosphère impure de l'envie, respirable seulement pour les organisations inférieures, il m'accueillit avec une bienveillance que je n'oublierai jamais. Je le prie d'agréer ici l'expression publique de toute ma gratitude.

Un mois et demi après je reçus la lettre suivante :

UNIVERSITÉ DE FRANCE.

« Orléans , le 3 novembre 1842.

« Monsieur ,

« J'ai transmis à l'autorité supérieure votre demande tendant à obte-
« nir l'autorisation d'ouvrir à Orléans un cours public d'hygiène et
« d'anatomie physiologique.

« M. le ministre de l'instruction publique m'annonce que cette
« demande *a été examinée en conseil royal*, et qu'il a été reconnu
« *qu'il n'y avait pas lieu* de vous accorder l'autorisation que vous solli-
« citez.

« J'ai l'honneur, etc.

« *Le recteur de l'Académie*,

« POULAIN DE BOSSAY. »

Au reçu de cette lettre j'allai de suite chez M. le recteur d'Orléans ; je lui demandai si dans la lettre qu'il avait reçue du
ministre à mon sujet le motif du refus de l'autorisation que je
demandais était indiqué. Il eut la bonté de m'affirmer qu'elle était
absolument dans les mêmes termes que celle qu'il m'avait adressée,
et sans motif exprimé.

Je demandai ce qui résulterait si, malgré ce refus d'autorisation,
je faisais un cours. Le recteur me répondit qu'il en écrirait au
procureur du roi afin de m'enjoindre de cesser mes leçons, quand
bien même je n'aurais qu'un petit nombre d'élèves chez moi, bien
qu'ils y fussent venus sans annonce et sans affiche.

Et si je n'obtempère point à cette injonction du procureur du
roi ? demandai-je. Alors on vous fera fermer votre cours, et vous
serez cité en police correctionnelle.

Telle fut la conversation que j'eus avec M. le recteur. Je ne fus pas
sans lui faire comprendre que je n'ignorais pas à quelle influence
je devais attribuer cette interdiction universitaire. Je ne suis
connu d'aucun des membres du conseil royal (1) de l'instruction

_____

(1) Le conseil royal actuel n'est plus le même que le conseil impérial
tel qu'il a été organisé par le décret de 1806, et cependant il conserve les
mêmes attributions. Le conseil impérial était composé de 24 membres
dont les uns étaient à vie, dont les autres étaient mobiles et changeaient

publiqué, M. Orfila *seul* en ce conseil peut s'être exprimé sur mon compte de manière à me faire refuser cette autorisation. Après ces observations, M. le recteur me dit : *Mais l'autorité ne vous a peut-être pas jugé complètement innocent de l'accusation qui fut portée contre vous.* Qu'on juge les conséquences d'une pareille logique !

Voulant m'assurer s'il était chose aussi commune de refuser à un docteur en médecine l'autorisation de faire un cours public, je priai un honorable confrère de prendre des renseignemens auprès de M. Adelon, professeur de médecine légale à la Faculté de Paris, et voici ce que ce professeur, qui passe pour connaître le mieux la législation relative à l'enseignement et à l'exercice de la médecine et de la pharmacie, a répondu textuellement :

« *Je ne connais pas de loi qui puisse empêcher un médecin* « *de faire* CHEZ LUI, *et sans en avoir fait l'*ANNONCE *par une* « *affiche, ou un avis dans un journal, par un acte public quel-* « *conque, un cours. Ce cours est alors un acte tout-à-fait privé* « *et tout-à-fait libre conséquemment.*

« *Si le cours était* ANNONCÉ *et que toute personne pût y assis-* « *ter sans être connue du professeur et sans l'en avoir prévenu,* « *il n'y aurait plus de doute. La loi sur l'Université et les décrets* « *qui l'organisent placent tout enseignement sous la surveil-* « *lance de ce corps, et pour tout enseignement public quel* « *qu'il soit, il faut une autorisation ; à Paris c'est le ministre* « *qui la donne ; en province* C'EST LE RECTEUR DE CHAQUE « ACADÉMIE.

« *Si l'Université refuse, je ne reconnais pas de recours contre* « *elle ; mais en province, c'est le recteur qui refuserait, et* « *on pourrait en appeler du recteur au ministre. Si votre*

à des époques fixes. Le conseil actuel n'est composé que de huit membres qui se disent à vie. Je ne sais en vertu de quelle loi ils rendent des jugemens au nom du grand-maître de l'Université, tandis que d'après la charte toute justice émane du roi ; les peines qu'ils peuvent prononcer sont graves : la réprimande, des amendes, l'emprisonnement pour une année. Les cours royales sont obligées d'enregistrer ce jugement, à la réquisition du procureur-général, comme des lettres patentes ou de grâce.

(*Paroles de M. Barthélemy, pair de France.* — *Séance du 30 avril 1844.*)

« *professeur prévoit toutes ces difficultés*, C'EST QU'IL Y A
« DES PASSIONS EN JEU. *Dès-lors de quel côté sont les torts ?* »

Je voulus savoir où pourrait aller ce mauvais vouloir ; connaître
les bornes de cette *interdiction universitaire*, basée sur des propos mensongers tenus par des gens intéressés à me nuire. Je fis
savoir à un petit nombre de connaissances et d'amis que je ferais
chez moi des conférences d'anatomie physiologique.

Dès la première séance, les élèves de l'école vinrent me prier
de leur permettre d'assister à mes réunions, ce que je me fis un
plaisir de leur accorder.

A la troisième séance, M. le commissaire central vint dresser
procès-verbal. Quelques jours après je reçus une assignation à la
requête de M. le procureur du roi, qui me citait en police correctionnelle pour le 13 janvier 1844, comme *prévenu d'avoir*, en
décembre dernier, dans mon domicile à Orléans, ENSEIGNÉ
PUBLIQUEMENT *et tenu* ÉCOLE *sans autorisation, en ouvrant
chez moi* UN COURS PUBLIC *d'anatomie physiologique sans
autorisation de l'autorité universitaire, et* MÊME MALGRÉ SON
REFUS *de me l'accorder ;*

Délit prévu par les articles 1er *et* 2 *du décret du* 17 *mars* 1808,
et 56 *du décret du* 15 *novembre* 1811.

Je ne pouvais admettre, en recevant cette citation, que M. le
procureur du roi n'eût pas été induit en erreur. En effet, le décret
du 17 mars 1808 dit : « *Nul ne peut ouvrir d'école ni enseigner
publiquement, sans être membre de l'Université impériale, et*
GRADUÉ *par l'une des Facultés.* » Je lis dans celui du 15 novembre 1811 *que celui qui enseignera publiquement, et tiendra école
sans autorisation, etc., sera condamné à une amende au
moins de* 100 *fr.*, et pas plus de 3,000 fr., la moitié pour le trésor
de l'Université, l'autre pour les enfans trouvés.

Les conférences de physiologie que je faisais chez moi n'étaient
pas publiques. Je ne les avais pas annoncées. Un cours de physiologie ne peut être assimilé à une école où on ne s'adresse qu'à des
enfans. Je suis *gradué* par une Faculté, comme l'exige le décret
du 17 mars 1808. Je me rappelais que M. *Adelon avait dit qu'il
ne connaissait pas de loi qui pût empêcher un médecin de
faire* CHEZ LUI, *et sans en avoir fait l'annonce par une affiche,
ou un avis dans un journal, par un acte public quelconque, un*

cours. Ce cours est alors un acte tout-à-fait privé et tout-à-fait libre conséquemment. Les matières que je traitais étant spéciales, elles ne s'adressaient qu'à des personnes déjà initiées aux élémens des sciences naturelles. Un cours qui ne s'adresse qu'à un petit nombre d'auditeurs connus n'est pas public. Ces auditeurs étaient des citoyens établis ou des jeunes gens ayant terminé leurs études. Tous étaient en état de juger la nature des principes que je professais.

En refusant au premier venu le droit d'ouvrir une école de jeunes enfans sans autorisation, le législateur a voulu, avec raison, protéger l'enfance contre la propagation des mauvais principes.

Je ne me trouvais donc pas dans les conditions indiquées par la citation; c'est-à-dire que je n'avais *pas enseigné publiquement, ni tenu école*, et encore moins *fait un cours* PUBLIC.

Admettons un instant que mon cours fût public. Depuis 1830, époque à laquelle on affectait de vouloir rendre l'enseignement médical aussi libre que possible, je croyais qu'il suffisait d'être docteur en médecine pour avoir le droit d'enseigner publiquement les sciences médicales. Dans la séance du 28 janvier 1843, M. de La Rochejaquelein disait: « L'art. 69 de la charte de 1830 porte qu'il sera pourvu par une loi, dans le plus court délai possible, à la liberté de l'enseignement. Voilà quatorze ans que cet engagement à été pris solennellement. » Pour mon compte, on m'interdit de faire un cours de physiologie. Oui, je croyais qu'en ma qualité de docteur en médecine j'avais le droit d'enseigner. Je puisais cette conviction d'abord dans le *jusjurandum* que j'ai prononcé à ma réception à la Faculté de Montpellier et qui est ainsi conçu: *Ego.... adstantibus Scholæ magistris et condiscipulis carissimis, coram Hippocratis effigie, auspice sacratissimo numine juro ac spondeo me semper, Medicinæ operam dando, leges honesti ac recti esse servaturum, egeno curas gratis impensurum, nunquàm mercedem nimiam flagitaturum. Ad ægrotantes vocatus, quæ, in intimis ædibus gerentur, non inspiciam, arcana fidei commissa silebo. Arte nunquàm utar ad mores corrumpendos, improbitatique favendum.* IN MAGISTROS PIUS, EORUM LIBERIS, DOCTRINAM A PATRIBUS ACCEPTAM, LIBENTER REPENDAM (1). Après avoir

(1) Promesse. — Moi..... en présence des maîtres de cette École, de mes chers condisciples et devant l'effigie d'Hippocrate, je promets, au

prêté ce serment, le président, en me conférant le grade de docteur, ne s'est-il pas exprimé en ces termes : *Emenso studiorum acade-micorum curriculo , æquum est te ornari; accipe igitur insignia doctorum quæ te memorem jurisjurandi in perpetuum faciant. Ecce liber Hippocratis diurnâ et nocturnâ versandus manu : sede in cathedrâ, doctor carissime , in quâ* FACULTATEM DOCENDI , LEGENDI ET EXERCENDI MEDICINAM TIBI CONCEDO. *Accipe etiam paternos amplexus et gratulatorios; repende grates quibus de-bes* (1). En même temps donc que l'on m'a reconnu le droit d'exer-cer la médecine j'ai été investi de celui d'enseigner. Je ne force point le sens, cela est formellement exprimé par le texte que je viens de transcrire.

Il me semblait aussi que la scholarité d'un élève qui se présente pour être reçu officier de santé et être admis à subir ses examens, ressortait, soit de quatre années et demie d'études dans une école secondaire, soit de cinq ans dans un hospice , ou enfin de *six an-nées d'études sous un docteur en médecine* (2). Si un docteur peut délivrer un certificat de six années d'études il peut donc en-seigner. Le décret de l'an XI déclare d'une manière bien explicite que des études privées chez un docteur fondent la scholarité de l'officier de santé.

---

nom de l'être suprême, d'être fidèle aux lois de l'honneur et de la pro-bité dans l'exercice de la médecine. Je donnerai mes soins gratuits à l'indigent, et n'exigerai jamais un salaire au-dessus de mon travail. Admis dans l'intérieur des maisons, mes yeux n'y verront point ce qui s'y passe ; ma langue taira les secrets qui me seront confiés ; et mon état ne servira pas à corrompre les mœurs ni à favoriser le crime. Respectueux et reconnaissant envers mes maîtres , *je rendrai à leurs enfans l'instruction que j'aurai reçue de leurs pères.*

(1) Après avoir parcouru votre course académique, il est juste que vous soyez décoré des marques de votre nouvelle dignité; elles vous rap-pelleront les engagemens que vous venez de contracter. Voici les ouvrages d'Hippocrate que vous devez sans cesse méditer; *asseyez-vous dans la chaire où je vous donne le pouvoir de pratiquer et d'enseigner la médecine.* Recevez aussi ce baiser paternel et mes félicitations ; rendez en grâces à ceux auxquels vous les devez.

(2) Les jeunes gens qui se destineront à devenir officiers de santé ne seront pas obligés d'étudier dans les écoles de médecine ; ils pourront être reçus officiers de santé, après avoir été attachés pendant six an-nées comme élèves à des docteurs.

(*Bulletin des Lois*, pag. 570, n° 220 à 226, an XI — 1803).

Un chirurgien a des élèves et des aides dont la loi n'a jamais limité le nombre. Qui suppose des élèves, suppose un professeur. Un chirurgien a donc toujours le droit de professer pour se former des aides et des élèves. C'est le maître qui peut prendre autant d'apprentis qu'il le désire ; et jamais la loi n'intervient pour lui interdire de leur donner ses leçons. Les arts et les métiers n'ont jamais été compris dans la loi draconienne que la sollicitude ombrageuse du despotisme a fulminée contre la liberté d'enseignement.

Je pouvais donc, sans être taxé de mauvaise foi, soutenir qu'en ma qualité de docteur en médecine je me croyais le droit de donner des leçons chez moi ; ce qui se nomme ordinairement faire des cours. Il paraît que j'étais dans l'erreur.

Supposons actuellement que le docteur en médecine n'a point le droit de faire des cours et qu'il doit, pour se livrer à l'enseignement particulier, demander une permission. Mais alors cette permission est-elle difficile à obtenir ? On pourrait se l'imaginer, et cependant il n'en est rien. On m'interdit, à moi docteur, ce qu'on accorde à de simples élèves, et d'ailleurs pourquoi ne citerais-je point encore les paroles de M. Adelon : *La plus grande libéralité, dit-il, préside à la délivrance de ces autorisations. On ne les refuse que quand l'enseignement est immoral, ou peut être l'occasion de scandale, de troubles publics.*

« *Si le pays où le cours va être fait est chef-lieu d'une* « *Faculté, d'une école secondaire, sans doute des intérêts* « *d'amour-propre peuvent être mis en jeu. Mais le recteur est* « *juge*(1): *est-ce qu'à Paris l'Université refuse aucun cours par-* « *ticulier ? pourquoi en serait-il autrement en province, le* « *demandeur étant supposé docteur ? Si votre professeur* « *éprouve toutes ces difficultés, c'est qu'il y a des passions en* « *jeu, dès-lors de quel côté sont les torts ?* M. Adelon a ajouté « *et à plusieurs reprises répété : que* JAMAIS *on ne refusait les* « *autorisations de cours ; qu'autrefois on exigeait une rétribu-* « *tion universitaire ; que lui-même l'a payée alors qu'il faisait*

---

(1) Je suis donc en droit de dire que M. le recteur de l'université d'Orléans a été assez faible pour se laisser influencer par quelques médecins intéressés à ce que je ne fisse point de cours.

« *des cours particuliers; mais qu'aujourd'hui, autant qu'il*
« *peut se le rappeler, on ne l'exige plus.* »

J'ai donc le droit de demander pourquoi cette autorisation m'a
été refusée, elle qui ne se refuse à personne (1). Mais ce qui devra
étonner c'est qu'on me la refuse à moi qui l'avais. Oui, j'ai joui
de cette autorisation, puisque j'ai enseigné pendant dix-huit ans à
à l'Ecole-Pratique de la Faculté de Paris, à l'Athénée royal, etc.
Cela est connu de tous les médecins. Ce qui le prouve d'une
manière positive, c'est un certificat du doyen (2).

Pourquoi, me dira-t-on, avez-vous demandé cette autorisation,

---

(1) Un jeune médecin vient tout nouvellement d'obtenir l'autorisation
de faire, à Orléans, un cours de physiologie. L'observation que j'en fais
ici n'a rien qui me soit inspiré par la jalousie. Je souhaite aux autres
tout le bien que je désire moi-même ; mais je tiens à jouir, moi, des pri-
viléges qu'on accorde à d'autres. Mes prétentions n'ont rien que de juste
et de convenable.

« Messieurs, on vous parle toujours du droit de l'état, du devoir
de l'état. Je ne comprends pas la folie des gouvernemens modernes,
qui veulent tout faire, tout diriger. « *Moins nombreuses seront les choses
sur lesquelles l'état exercera son autorité, plus il durera.* » Ce n'est pas
moi qui ai dit cela, c'est Aristote. Vous, vous voulez exercer votre
autorité sur tout : j'en conclus que vous ne durerez pas.

« Voici ce que le comte Chaptal disait dans un rapport à l'empereur :
« *Tout privilége distinctif serait absurde en matière d'instruction; l'état
doit avoir une surveillance d'autant plus active sur l'enseignement qu'il a
pour but la morale publique; mais il appartient à chacun d'ouvrir des
écoles lorsqu'il fait preuve de capacité requise.* » Voilà le langage qu'on
tenait à Napoléon. En 1814, avant la rentrée des Bourbons, le même
langage était tenu par un des membres distingués qui siégent dans cette
enceinte.

« En 1817, Benjamin Constant, qui était sincèrement libéral, disait :
« *Le gouvernement doit inspecter activement l'instruction, mais il ne doit
pas la diriger.* » Après la révolution de juillet, le principe de la liberté
de l'enseignement reparut dans toute sa force, et à ce sujet je pourrais
citer des paroles de l'honorable M. Persil.

« En Angleterre, j'affirme qu'en fait d'enseignement secondaire tout
le monde est libre d'enseigner ce qu'il veut et comme il veut ; et je
crois que ce qui est en Angleterre et en Belgique est possible chez nous. »

(*Paroles de M. de Montalembert. — Chambre des Pairs.* — Siècle du
27 avril 1844.)

(2) Le doyen de la Faculté de médecine de Paris atteste que M. Halmagrand se livre depuis plusieurs années à l'enseignement de plusieurs
branches de l'art de guérir, qu'il est à la tête d'une famille nombreuse
dont il est le seul soutien. ONFILA.

puisque vous l'aviez? Je répondrai que c'était pour satisfaire aux convenances qui m'indiquaient que je ne devais point me permettre de faire un cours sans que le fonctionnaire placé à la tête de l'enseignement de l'académie dans laquelle je venais résider en fût averti. Cette démarche est en ma faveur. Elle prouve que je ne voulais me soustraire à aucune investigation, mes vues étant honnêtes et honorables.

Cette autorisation ne devait donc pas m'être refusée ou plutôt retirée en ma qualité de docteur. Pourquoi s'opposer à ce que je me livre à un enseignement qui a un but d'intérêt public, lorsque dans les temps les St-Simoniens, l'abbé Châtel et tant d'autres s'évertuaient à enseigner à la foule qui les suivait des doctrines d'un intérêt au moins douteux, mais certainement subversif de l'ordre et de la tranquillité physique et intellectuelle?

On veut m'interdire ce qu'on accorde à tous, ou plutôt, ce qu'il n'entre dans la pensée de personne de demander. Le professeur de piano, de cornet à piston, de vocalisation, ou même le pédicure et tant d'autres, peuvent réunir chez eux un nombre quelconque de personnes sans être interrompus dans les efforts qu'ils font pour se faire une réputation. Que je me mette à exercer une de ces professions, et que j'en saisisse l'occasion de démontrer par quel mécanisme et quelles relations la main parcourt avec rapidité le clavier et obéit avec la promptitude de l'étincelle électrique à la volonté du virtuose, comment agissent les lèvres sur la colonne vibrante de l'air atmosphérique dans le jeu des instrumens à vent; — quelles théories diverses les physiologistes ont invoquées pour se rendre compte du mécanisme du larynx, organe de la voix chez l'homme, dans la vocalisation; — comment cet épaississement épidermique, vulgairement nommé cor au pied, réagit sur des filets nerveux dont la compression, transmise par la continuité du système céphalo-rachidien, fait éprouver des douleurs atroces qui suspendent momentanément les fonctions les plus nobles de l'encéphale, et je serai poursuivi, condamné comme me livrant à un enseignement illicite et malfaisant!!! Ce qui est de l'exercice normal d'une profession quelconque m'est interdit, universitairement parlant! ce qui rentre dans les habitudes ordinaires du pianiste, du professeur de piston, de vocalisation ou du pédicure même, m'est refusé, en vertu d'une volonté d'autant plus absurde et tyrannique qu'elle ne donne aucun motif!

L'intelligence, l'instruction sont donc moins cotées que la propriété foncière? Qu'on veuille interdire à un propriétaire de louer sa maison, on ne l'oserait. Il serait absurde que le propriétaire ne pût tirer aucun parti d'un bien acquis à force de privations, de peines et de difficultés. Ma propriété, à moi, c'est mon instruction. Il me semble que mon droit est d'en tirer tout le parti possible à l'avantage de ma réputation. C'est à cette condition que je me soumets à toutes les charges que supportent mes concitoyens, soit en satisfaisant aux impôts, à la patente, au service de la garde nationale, soit en secourant gratuitement les pauvres qui réclament mes conseils, ou bien en m'exposant à tous les dangers d'une épidémie lorsqu'elle viendra fondre sur la population au milieu de laquelle je me suis fixé.

Comme docteur en médecine, comme auteur, comme professeur et comme simple citoyen, je croyais pouvoir exercer ma profession dans une de ses attributions, qui consiste à transmettre aux autres gratuitement et dans l'intérêt de leur instruction les connaissances que je dois à de longues études, à l'habitude d'enseigner, et à une certaine expérience. Je me trompais, cela m'est interdit. J'ai été puni de cette prétention par décision du 31 mars 1843 du tribunal civil et correctionnel d'Orléans, qui m'a condamné à 100 francs d'amende et aux frais. Oui! *la lettre tue* et *l'esprit seul vivifie!*

Désormais il m'est refusé de me retirer en aucun lieu, sans être accompagné, poursuivi d'une accusation absurde dont le jury m'a acquitté. Je suis sous le coup d'une surveillance judiciaire et universitaire. Une des ressources de mon existence m'est interdite, puisque je ne puis enseigner les sciences que j'ai si péniblement étudiées. Comment mes concitoyens pourront-ils confier ce qu'ils ont de plus cher et de plus précieux à un homme que l'on considère encore coupable d'une action dont il a été acquitté, à un homme auquel l'autorité supérieure ne balance pas d'interdire la faculté d'enseigner? Cette autorité, dira-t-on, ne peut agir de la sorte sans avoir de graves motifs; le public raisonnera ainsi; il aura raison et il s'éloignera de moi (1).

---

(1) L'autorité ecclésiastique du diocèse d'Orléans a été plus charitable, plus juste et surtout plus respectueuse pour la chose jugée que l'autorité universitaire. Elle a réintégré dans ses fonctions sacerdotales M. l'abbé Dufour, que de coupables accusations avaient fait citer en cour d'assises.

Les vexations exercées contre moi n'ont pour motif que le besoin de mal faire et la puérile vanité d'une âme basse et tracassière. Mais encore, à qui dois-je attribuer ces vexations, ces calomnies ? à M. Orfila; car après mon procès je le trouve me poursuivant de son animosité, même au sein de l'association des médecins de Paris. Je le trouve à la réunion des professeurs de l'Ecole-Pratique de la Faculté de Paris. A l'Académie royale de Médecine je le trouve encore dans le conseil pour s'opposer à la lecture de mon mémoire. A Orléans, c'est encore lui qui se révèle avec ses inimitiés contre ma personne, dans le refus d'autorisation émané du conseil royal où lui seul me connaît (1). C'est encore lui qui me fait poursuivre à Orléans, par le ministère public, par l'intermédiaire de M. le recteur de l'Académie, qui ne peut rien lui refuser. Et pourquoi ? pour se venger de ce que je lui ai résisté dans la séance du 23 janvier 1842, et pour être agréable au parquet.

Et c'est vous, M. Orfila, qui osiez me proposer de donner ma démission ! Vous étranger, vous oubliez les devoirs que l'hospitalité impose, jusqu'à m'engager, m'ordonner même en quelque sorte, à moi Français, à moi citoyen resté fidèle à mes foyers, d'abandonner le travail qui me fait vivre ! C'est ainsi que vous reconnaissez les bienfaits dont mon pays vous a comblé ! Après vous être mis à couvert sous le régime de nos institutions libérales, comme sous un arbre favorable, vous voulez nous en chasser et vous ériger en maître ! Après avoir gagné en France cinquante à soixante mille francs de rente, vous qui n'aviez rien en commençant, vous dont la fortune ÉTAIT PRÉCAIRE à cette époque, vous espérez détruire à votre gré ces prolétaires incommodes, ces pères de famille séditieux qui se mêlent de médecine, ces malheureux charlatans à *fortune précaire* qui se permettent d'exercer à côté de vous ! Vous vous armez alors contre eux d'une belle colère; vous osez, chose

(1) Une membre de l'académie des sciences, auquel je me suis adressé pour connaître la part que M. Orfila avait prise dans mon interdiction universitaire, m'écrit : « *M. *** m'a dit que M. Orfila réglait au ministère, à l'exclusion de qui que ce soit, toutes les affaires médicales. Depuis cette époque j'ai pris quelques informations sur les moyens de vous faire accorder l'objet de votre demande ; et des employés du ministère m'ont répondu dans le même sens que M. ***, savoir : que le ministre supposant l'objet de ces sortes de demandes dans les attributions de M. Orfila, s'opposait à ce qu'on décidât à cet égard quoi que ce soit sans le lui soumettre.* »

illégale, bien digne d'un homme né sur un sol étranger et qui ignore nos lois, revenir sur un verdict du jury souverain pour l'infirmer et le combattre par vos restrictions perfides. Et c'est lorsque je sors d'un procès accablant qui a épuisé mes forces, lorsque vous espérez ne rencontrer en moi qu'une résistance aplatie et vaincue, lorsque ma réputation maltraitée a besoin de se raffermir devant le pays, que vous venez bravement par - derrière me porter dans le dos ce dernier coup de poignard !

Ne croyez pourtant pas, monsieur, que je me laisse aisément abattre ; vous avez voulu une lutte, je vous réponds par la voie de la presse. J'ai résisté non-seulement à vous, ce qui serait peu de chose ; mais encore à cette société dont vous êtes l'âme, à cette société hypocrite qui dit protéger ses membres et qui m'a lâchement délaissé, à cette société avare qui reçoit chaque année nos cotisations, qui me devait un secours et qui ne me l'a pas donné. Je lui ai résisté jusqu'au bout, et si j'ai succombé c'est sous le nombre, sous vos moyens d'influence désastreux, sous vos ruses ; mais je garderai dans mon cœur le sentiment de la justice de ma cause ; le public décidera entre nous, et le public est souvent pour le faible contre le fort, quand celui-ci n'apporte dans la lice que des armes brillantes, mais vides, qu'un nom connu, mais semblable à ces instrumens de bronze qui sonnent plus fort de loin que de près. Nous verrons s'il est permis de remettre en question l'innocence d'un homme après un acquittement solennel ; et nous demanderons à tous ce qu'est ce M. Orfila pour oser s'ériger en tribunal au-dessus des tribunaux eux-mêmes.

Que M. Orfila aille, s'il lui plaît, en Espagne rétablir le régime de la sainte inquisition ; il ne trouvera pas en France d'esprits disposés à s'y soumettre. Je déclare pour mon compte me croire vis-à-vis de lui tout-à-fait indépendant comme citoyen. Je suis Français d'origine, et il ne l'est pas ; quant à mes titres, je les dois à mon travail et non à l'intrigue.

Je repousse donc l'intervention de M. Orfila comme illégale et indécente dans une affaire où les tribunaux ont prononcé. Je suis innocent, et nul en France, fût-il mille fois plus grand que le médecin espagnol, n'aurait le droit de me contester ce titre. Que vient-on ici me parler de convenances et d'opinion publique ! Si M. Orfila avait abandonné ses fonctions toutes les fois que la presse a mis en doute la moralité de son caractère, il y a long-temps qu'il serait incapable de me nuire.

Si l'opinion publique (ce que je conteste d'ailleurs) est contre moi, je me charge de l'éclairer; mais je ne reconnais à aucun le droit de me condamner individuellement; M. Orfila abuse aussi par trop de l'habitude qu'il a de s'ériger lui seul en jury. Ce chimiste si habile à trouver l'arsenic normal dans les os (1) (2) a affaire ici à un homme; sa victime ne baissera point la tête et ne se laissera pas réduire au silence.

---

(1) Un fait général très-remarquable, et que les nouvelles expériences de MM. Danger et Flandin, habiles toxicologistes, établissent de la manière la plus positive, c'est que l'antimoine comme l'arsenic ne sont pas absorbés indifféremment par tous les organes en vertu de leur vascularité, mais qu'au contraire ils affectent particulièrement certains organes dans lesquels on les retrouve exclusivement après la mort. Ainsi, l'antimoine ingéré se retrouve presque exclusivement dans le foie, et jamais on n'en rencontre dans le poumon, quel qu'ait été le mode d'entoxication.

L'arsenic comme l'antimoine sont constamment exclus du système nerveux et *du système osseux*.

Cette dernière conséquence, qui fournit des élémens inappréciables et tout nouveaux pour la physiologie, la pathologie, la thérapeutique et la toxicologie, donne au nouveau travail de MM. Danger et Flandin une grande importance.

On remarquera combien ces recherches laissent loin derrière elles toutes celles qui ont été faites jusqu'ici sur l'antimoine, et quel sévère jugement elles permettent de porter sur ces pitoyables mémoires que M. Orfila a composés sur le même sujet. Après les *bévues sans nombre* qu'on a eu l'occasion de reprocher à ce *malheureux toxicologiste* dans ses travaux sur l'arsénic, on n'a point à s'étonner aujourd'hui; mais on n'a pu s'empêcher cependant de noter une nouvelle faute qu'on n'avait point soupçonnée et que le travail de MM. Danger et Flandin vient de mettre en lumière. On sait que M. Orfila *trouvait de l'arsénic normal dans les os* (où il n'y en a pas), avec une méthode qui aurait dû ne pas lui en fournir *quand même il y en aurait eu*. Il ne restait plus qu'à apprendre que l'arsénic ne se trouve *jamais dans les os des individus empoisonnés par ce métal*. C'est une découverte à ajouter à toutes les autres.

(Lisez à ce sujet le *National* du 15 juin 1842; le mémoire de MM. Danger et Flandin intitulé *de l'Arsénic*, pag. 158 et 159. — 1841.)

(2) C'est par oubli de toutes les convenances que M. Orfila profita de la publicité de solennels débats, pour décider, en sa faveur, une question de propriété en fait de découverte. Il est bien reconnu par les savans que l'arsénic dans les os appartient exclusivement à M. Couerbe. — Voyez la séance de l'académie des sciences, du 16 décembre 1839, et *Gaz. des Hôp.* du 15 octobre 1840.

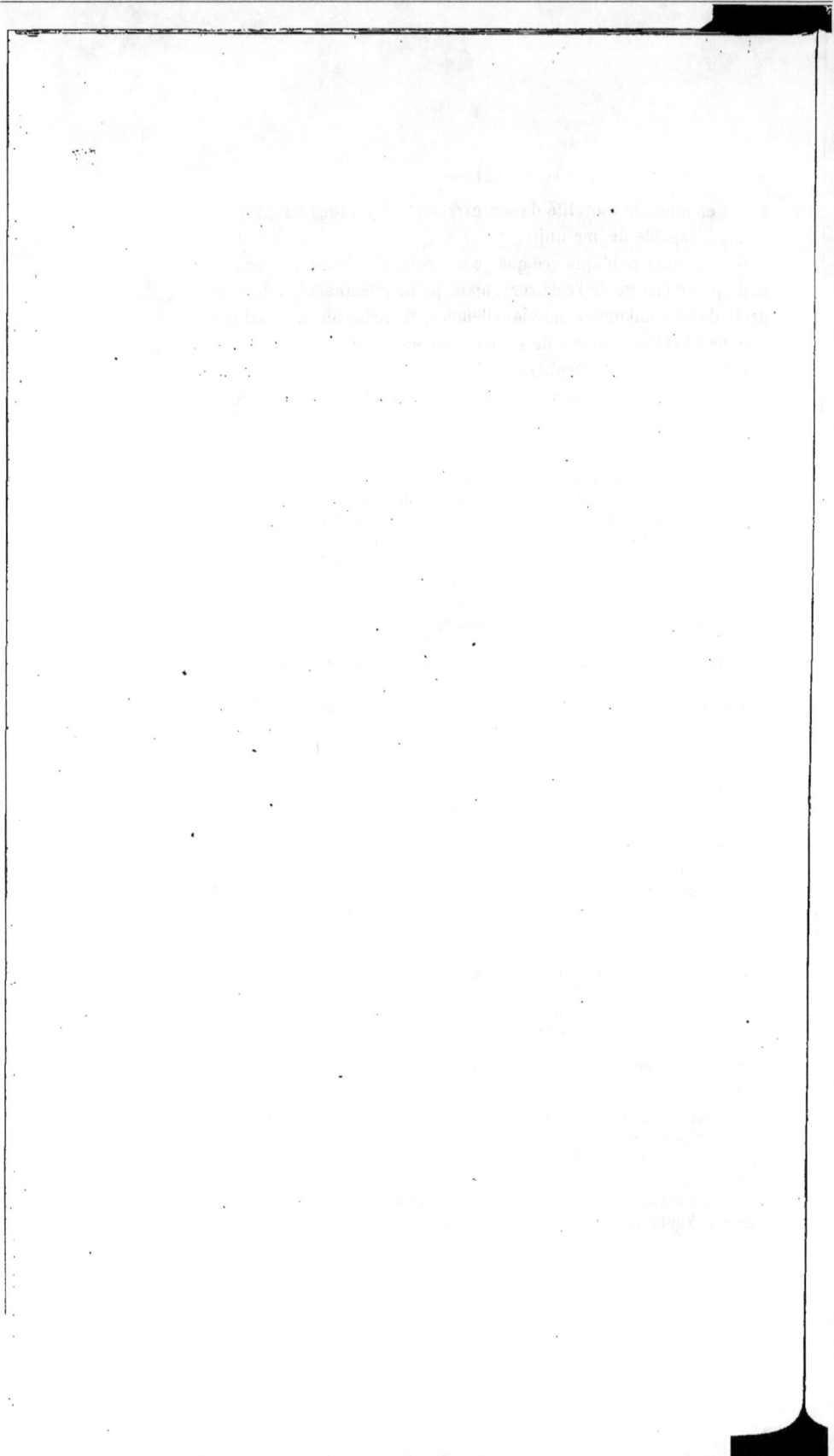

CONCLUSIONS.

Que conclure maintenant de tous ces faits que je publie dans un but d'intérêt général et pour épargner aux autres les maux dont j'ai été victime ?

Ces conclusions me semblent dictées d'avance par la critique exercée dans cet écrit sur les procédés actuels de la justice. Il faut les changer radicalement (1).

Et d'abord, le premier abus régnant, celui qu'il faut détruire

---

(1) Que s'est proposé le gouvernement en vous soumettant le projet de loi actuel relativement à l'instruction criminelle? Selon moi il a cédé à une pensée philanthropique, et au besoin *d'atténuer des formes qui lui ont paru trop rigoureuses ;* c'est un hommage qu'il a rendu à la liberté individuelle, et si je me trompais sur ses intentions, j'en aurais véritablement du regret, car, je l'avoue, c'est cette pensée, ce sont ces sentimens qui m'ont fait adhérer complètement au projet de loi.

(*Paroles de M. Romiguières à la séance de la chambre des pairs du 19 mai 1843.*)

avant tout, c'est le scandale de l'arrestation préventive, déterminée sur de simples témoignages dont on n'a encore eu ni le temps ni le moyen de contrôler la vérité (1).

Toute arrestation devrait, en pareil cas, pour ne point être justement taxée d'arbitraire, avoir été précédée par une expertise légale tenue secrète.

Le bon sens, en effet, indique qu'avant qu'il y ait un coupable, il faut qu'il existe un crime.

La justice actuelle opère autrement; elle commence par saisir un individu, quitte à constater le crime ensuite, s'il y a lieu.

Il en résulte qu'il peut y avoir un grand nombre de citoyens arrêtés à leur domicile pour des crimes non-seulement dont ils sont innocens, mais dont l'existence même est matériellement fausse. Je suis au reste un exemple, comme je l'ai démontré, de cette cruelle aberration; j'ai subi deux mois de prison pour une faute qui n'a jamais été commise; *j'ai été accusé d'avortement sur une fille qui n'a peut-être jamais de sa vie été enceinte.*

Dans cent ans d'ici, on sera sans doute émerveillé qu'un tel procès ait eu lieu devant un grave tribunal, au milieu d'une société qui se flatte d'être la plus civilisée du monde.

---

(1) On a dit que c'était une chose grave que de toucher au code promulgué en 1808, qui avait été conçu et rédigé sous l'influence d'une même pensée. Mais, messieurs, ce n'est pas la première fois que des modifications ont été apportées au code d'instruction criminelle; les 600 et tant d'articles de ce code ne sont pas autant d'arches saintes auxquelles il ne soit permis de toucher, et ne tenir compte des temps, des idées et des mœurs. La preuve qu'il y a à modifier, c'est qu'il n'y a pas un membre de la commission qui n'ait été assailli de propositions et de projets d'améliorations; c'est que la commission elle-même a senti qu'il y aurait *peut-être plus à faire que ne le propose le gouvernement.*

(*Paroles de M. Romiguières à la séance de la chambre des pairs du 19 mai 1843.*)

Il me semble que cette nécessité de faire précéder l'arrestation par une expertise exacte du fait ne rencontrera et ne peut rencontrer chez les hommes raisonnables aucune objection sérieuse. La mesure contraire blesse trop outrageusement la dignité personnelle pour subsister long-temps dans un siècle qui réclame avec persévérance la justice et la liberté. Elle ne peut compter quelques partisans obstinés et ténébreux que dans cette classe d'hommes qui, voulant à toute force un coupable, vont le chercher là même où il n'y a peut-être jamais eu de culpabilité. La raison devrait cependant leur apprendre qu'à toute accusation il faut une base; or, cette base ne peut se rencontrer ni dans le témoignage si variable et si flottant des parties, ni dans le simple soupçon du magistrat.

Qui ne sait en effet que les témoignages, surtout quand on les prend dans une certaine classe, sont sujets à mille moyens de corruption ? Qui ne sait que l'intérêt, la haine et mille autres passions voilées peuvent influencer les consciences sourdes et indécises au point de les détourner complètement du vrai ? Il y a bientôt deux mille ans que Jésus le Nazaréen a été condamné sur deux faux témoignages, *et hi erant falsi testes* (1).

(1) La cour d'assises vient de nous offrir dernièrement un des exemples beaucoup trop nombreux de la fragilité des témoignages humains. Une fille de service, nommée Pauline Beudan, fut condamnée il y a un an pour vol sur la déposition d'un jeune homme qui inspira pleine confiance au juge d'instruction. Il vient d'être reconnu que la jeune fille était innocente. Le véritable auteur du vol était précisément celui qui avait témoigné contre elle. Ce misérable vient d'être condamné par la cour à cinq années d'emprisonnement.

Les journaux de septembre 1840 ont rapporté l'exemple d'une jeune femme-de-chambre qui fut condamnée à mort et exécutée comme coupable de tentative d'empoisonnement sur la dame de la maison. Plus tard la dame confessa sa calomnie; cet empoisonnement était une invention de sa part; elle avait confié à la loi le soin de la venger d'une rivale.

Quant aux soupçons des magistrats, en vérité, tout en respec-
tant leur caractère, nous hésitons à les croire doués, comme

Chacun connaît le fait non moins récent de ce boulanger exécuté comme coupable d'avoir empoisonné sa femme. Cet homme mourut en protestant avec désespoir de son innocence. Quelques années plus tard, sa
domestique, sur le point d'aller rendre compte de sa conduite devant
Dieu, éprouva le besoin d'en rendre compte aux hommes; elle démontra
qu'elle seule était coupable de ce crime, qui avait reçu son affreuse pu-
nition, et que son maître était innocent.

Le *Siècle* des 18 et 19 octobre 1842 rappelle l'attention publique sur la
condamnation et l'exécution de l'infortuné Lesurques qui fut exécuté le
10 mars 1797. Avant de se livrer à l'exécuteur il dit : « Je pardonne
« à mes juges, aux témoins dont l'erreur m'a fait condamner, à Legrand,
« qui n'a pas peu contribué à me faire assassiner juridiquement. Je
« meurs en protestant de mon innocence. » Depuis on apprit que Lesurques avait été victime d'une ressemblance fatale qui l'avait fait reconnaître par des témoins qui furent trompés par cette ressemblance.

Depuis les événemens de 1830, la famille de Lesurques porta ses réclamations à la tribune des chambres. Peu de sessions se sont écoulées
dès lors sans que quelques membres, ceux particulièrement appartenant
à la députation du Nord, où Lesurques avait pris naissance, appelassent
l'attention du ministère sur sa réhabilitation.

En 1831, sur le rapport de M. Em. Poulle, député, la chambre ordonna
le renvoi de la pétition des héritiers Lesurques au ministre de la justice
et au ministre des finances.

Depuis lors la question de révision et de réhabilitation est devenue in-
décise. La veuve Lesurques vient de mourir il y a quelques jours. L'aîné
de ses fils avait depuis long-temps trouvé une fin glorieuse dans les
rangs de l'armée, et il ne reste plus aujourd'hui du nom de Lesurques
qu'un fils et une fille. Un journal annonçait qu'aux derniers momens de
leur mère, ils ont protesté de leur résolution de poursuivre l'œuvre
qu'elle avait commencée le même jour où son mari périssait sur
l'échafaud.

Je fais des vœux avec M. Raspail pour qu'une statistique judiciaire de
réhabilitation soit désormais dressée à l'instar de la statistique des con-
damnations, et que le tableau soit déposé, à chaque session d'assises,
dans le sanctuaire de la justice, afin qu'avant de prononcer sur la culpabilité de l'accusé, jurés, juges, accusateurs, défenseurs et public, se
recueillent, devant ces témoignages écrits de la faiblesse de l'intelligence
humaine.

hommes, d'une *seconde vue* ou d'une grâce d'état qui les mette constamment à l'abri des jugemens téméraires si fréquens, même parmi les gens de bonne foi. Les préventions, les ombrages, les impressions fâcheuses, loin de devenir des charges contre un accusé, sont au contraire des faiblesses qu'un magistrat devrait déposer au seuil du sanctuaire de la justice (1).

Ces deux motifs à arrestation préventive une fois écartés comme ils doivent l'être, reste donc pour source unique des poursuites légales l'expertise des faits. C'est toujours là qu'il en faut revenir; et dans une société bien faite c'est par là qu'il faudrait commencer.

Cette expertise ne devrait encore rien préjuger, comme on le devine aisément, vis-à-vis des auteurs du crime ou du délit; elle en constate simplement l'existence. C'est la base du procès; ce n'en est pas la construction.

Pour que cette base du procès soit solide, il faut que cette expertise légale porte sur un fait positif; autrement la base chancelant, tout l'édifice est menacé de ruine. Or, il n'y a d'expertise un peu sérieuse que celle qui amène la découverte du corps du délit, ou tout au moins quelque chose d'analogue.

---

(1) La connaissance des crimes ne peut appartenir qu'aux tribunaux du pays; mais il est facile de s'apercevoir que celui qui fait office de juge est bientôt malhabile à apprécier les faits : l'habitude de voir partout et toujours des coupables lui endurcit le cœur et ferme ses yeux à la vérité. Aussi l'institution du jury serait-elle déjà le plus grand des bienfaits, alors même qu'elle n'aurait d'autre avantage que d'appeler des hommes nouveaux pour statuer sur chaque crime; ces hommes étrangers aux habitudes du palais seront toujours plus justes appréciateurs des faits que celui qui se fait par état une habitude involontaire de considérer toujours les actions des hommes sous le jour le plus défavorable.

(TEULET. — *Dict. de la Convers. et de la Lect.*, pag. 210, 35ᵉ livraison.)

Tout vol suppose un objet volé ;

Tout assassinat suppose un cadavre ; tout avortement suppose un embryon ou du moins des traces de blessures dans les organes de la femme.

Cette pièce à conviction manquant, les élémens du procès manquent.

On est réduit alors à des suppositions vagues, à des témoignages plus vagues encore, qui se déplacent à chaque changement d'horizon, et qui peuvent avoir des inconvéniens terribles, si le jury est assez imprudent pour les accueillir.

On est, en effet, saisi d'une secrète et indicible horreur, en songeant que, dans plusieurs procès, jugés de notre temps et jugés même au détriment de l'accusé, l'existence du crime pouvait être mise en question ? Vous n'êtes pas même sûr qu'il y eût une victime, et vous faites tomber une tête (1) !

---

(1) On lit dans le *Siècle* du 17 décembre 1842 le fait suivant :

« Le 1er septembre 1813, le sieur Fabry prit possession de l'emploi de quartier-maître au dépôt général des conscrits réfractaires à Strasbourg, et tout d'abord il reconnut, au désordre de la comptabilité, que l'argent du trésor avait été abandonné à des mains infidèles. Résolu à faire son devoir, le nouveau quartier-maître dénonça l'abus au colonel commandant le dépôt ; mais il reconnut bientôt à ses dépens que le mal dont il cherchait le remède avait son siège dans le conseil même d'administration.

« En effet, mis d'abord aux arrêts forcés et illimités, il fut ensuite emprisonné sur l'ordre du général commandant le département du Bas-Rhin ; le 13 septembre ses papiers furent saisis, et une somme de 9,960 fr. enlevée de chez lui. Son premier soin, lorsqu'il fut remis en liberté huit mois après, fut de publier un mémoire explicatif et de demander à la justice réparation des sévices et des calomnies dont il avait été la victime. Mais les vrais coupables prévalurent encore, et le 1er juin 1815, à la suite d'un simulacre de débats, Fabry fut condamné par le conseil de guerre de Strasbourg à cinq ans de fers pour calomnie et vol à l'état d'une somme de 10,843 fr. Attaché, malgré son pourvoi en cassation, à

Si nous appuyons sur ces faits, c'est pour établir profondément la nécessité d'une expertise légale, mais d'une expertise exacte et en quelque sorte mathématique apportant des preuves évidentes du crime commis, et mieux encore l'objet atteint par le crime : s'il y a eu avortement, retrouvez l'embryon.

Il serait même à désirer que l'on pût découvrir, pour plus de

---

la chaîne des forçats qui s'acheminaient de Strasbourg vers Toulon, Fabry arriva presque mourant à la prison de Bicêtre.

« Cependant sa femme était accourue à Paris, et, munie de vingt et une pièces d'une irrécusable authenticité, se jetait, en demandant justice, aux pieds de M. Pasquier, garde-des-sceaux alors, qui ordonna de retenir provisoirement Fabry à Paris. Le 24 août 1816, d'après un avis du conseil d'état, le jugement qui l'avait condamné fut entaché d'iniquité; *mais, attendu que le jugement ne pouvait être réformé par aucune voie légale,* on prescrivait à Fabry le délai de 15 jours pour former une demande en grâce. La grâce supposait le crime, Fabry persista à demander justice.

« En même temps, sur l'opposition que fit Fabry à la contrainte décernée contre lui pour le paiement des 10,843 fr. dont il avait été déclaré débiteur par le jugement de condamnation, le conseil d'état reconnut et proclama que, le 13 décembre 1813, Fabry n'était reliquataire envers le conseil d'administration que d'une somme de 6,000 fr., et que sur 9,960 fr. qui lui avaient été enlevés à cette époque, il devait lui être restitué 3,960 fr. qui étaient sa propriété particulière.

Son innocence ainsi reconnue implicitement, Fabry et sa femme poursuivirent vainement, contre les dilapidateurs véritables, leur vengeance et celle du trésor. Tout ce qu'ils obtinrent, ce fut, en 1819, la croix d'honneur pour Fabry et un certificat destiné à pallier le jugement infamant qui pesait sur lui.

« Pendant neuf années, Fabry, paralytique, et sa femme ruinée en frais et en démarches, ne cessèrent de faire entendre leurs réclamations. Enfin, en 1830, une commission formée de membres des deux chambres et de conseillers d'état, leur accorda une indemnité de cent mille francs, pour réparation de l'affreuse iniquité dont ils avaient été victimes. Suspendue pendant la révolution de juillet, cette mesure fut exécutée en deux fois, en 1832 et 1835. Presque aussitôt après les époux Fabry moururent, dédommagés seulement du côté de la fortune ! »

9

certitude, les moyens et les instrumens du crime; car la mort natu-
relle peut prendre et prend en effet chaque jour des formes
extraordinaires, qui peuvent donner même aux hommes de l'art
des soupçons mal fondés.

Dans le cas d'empoisonnement par exemple, il est presque
indispensable de retrouver le poison ; dans le cas d'avortement, il
faut retrouver soit une sonde à dard, comme en imagine le *Messager*, soit le résidu d'une boisson abortive, soit encore une trace
positive et certaine qui annonce la mise en œuvre d'un instru-
ment coupable. Autrement rien ne s'oppose à ce que l'avortement
soit naturel.

Toutes ces précautions, loin de sembler minutieuses et excessives aux esprits sérieux, les satisferont à peine, tant c'est chose
grave et délicate que l'arrestation d'un innocent; un homme arrêté
est, par le seul fait de son incarcération, victime d'un préjugé
funeste. « S'il n'avait rien fait, dit-on *banalement*, on ne l'aurait
« point mis en prison ! » Et ce triste raisonnement aboutit à une
solution plus triste encore.

Combien d'hommes condamnés uniquement parce qu'ils étaient
accusés! combien d'accusés parce qu'un magistrat les a crus
coupables !

Comment couper court à la racine d'un abus monstrueux qui
menace tous les citoyens dans leur intérêt, dans leur honneur,
dans leur vie même ? Je l'ai dit et je le répète, par une expertise
légale bien en règle, constatant d'un côté le corps du délit, de
l'autre les instrumens ou les manœuvres illicites employés pour
consommer ce délit.

De cette manière, il pourra encore y avoir des innocens condamnés pour des crimes qu'ils n'auront pas commis, si l'on n'apporte pas
la même attention à la suite des procédures; mais du moins il n'y
aura plus d'hommes condamnés pour des crimes imaginaires et

chimériques qui n'ont jamais existé que dans la tête d'un homme prévenu.

Restera la question de l'expertise en elle-même, des moyens à employer pour la rendre à peu près infaillible, des mains auxquelles on doit la confier : ici, dans le cas d'avortement ou d'apparence de fausse-couche, les médecins experts laissent un vague que j'ai essayé de faire disparaître, en indiquant la méthode d'expertise légale qui me semble la plus convenable.

Je ne saurais trop appeler l'attention des magistrats et des médecins sur une question d'une aussi haute importance.

Je m'adresserai en même temps au public, qui affecte pour les choses de la justice une indifférence et un dédain ridicules, chacun se croyant, sur la foi de sa conscience, à l'abri des poursuites. Il est temps de secouer cette confiance aveugle qui est pour plusieurs la source de calamités sombres et imprévues. Innocens ou coupables, nous pouvons tous être accusés d'un crime à un moment donné, et arrêtés pour le fait; cela s'est vu, cela se voit encore tous les jours. L'arrestation préventive est une chose fatale et universelle au front de laquelle on pourrait écrire comme sur la porte des cimetières : *hodiè mihi, cràs tibi.*

Si l'on était convaincu de cette vérité pour tous bien évidente, on ne prêterait plus dans le public à l'accusation ces armes d'indignation et de véhémence qui font souvent toute sa force; on s'abstiendrait de déclarer un homme coupable sur la foi d'une simple arrestation faite le plus souvent sans preuves, sans charges plausibles, et, comme je l'ai dit plus haut, sans aucun des élémens nécessaires pour provoquer une mesure aussi grave.

Jusqu'à ce que la justice en effet ait assis ses convictions sur la base positive que j'ai indiquée, et tant qu'une expertise sérieuse n'aura point précédé ses actes incriminatoires, l'homme arrêté par elle sera moins souvent un coupable à mes yeux que le jouet d'une méprise cruelle.

Dira-t-on que le sentiment contraire est dans le public une preuve de moralité? que cette explosion de colère contre l'accusé est un instinct honorable et qu'il faut bien se garder de détruire? Soit : mais encore cet instinct pourrait bien être aveugle. Vous vous rangez, sur de simples témoignages, du côté de l'accusation; mais si l'accusé était innocent! si même le crime n'avait jamais existé! si votre indignation gratuite portait dans le vide, et en pure perte, sur une histoire inventée dans l'ombre!

Oh! alors, ce sentiment, loin d'être moral, deviendrait la plus basse et la plus cruelle des lâchetés; vous deviendriez autant qu'il est en vous l'assassin du juste (1)!

Nous avons cependant démontré dans tout le cours de ce travail que le fait était possible, que même il se renouvelait souvent, trop souvent en vérité pour l'honneur de la science et de la justice.

Quelle est donc la première de nos conclusions? Prémunir la justice et le public, d'une part, contre cette pitié généreuse, mais dupe, qui s'exerce souvent au hasard sur des victimes imaginaires; de l'autre, arrêter le cours de poursuites injustes et offensantes

---

(1) Eh bien! il s'est rencontré quelque chose de plus inouï que toutes les suppositions qu'on peut faire. Le crime reconnu imaginaire, le prévenu mis hors de cause, il s'est trouvé un homme d'une hostilité assez persévérante pour faire un crime au prévenu de la ridicule et injuste prévention qui a pesé sur lui, pour la lui reprocher, pour vouloir le flétrir en lui arrachant une démission de membre de l'association des médecins de Paris, et en lui fermant son amphithéâtre où depuis quatorze ans il faisait des cours *publics* dont l'utilité est attestée par le nombre des élèves qui les suivirent, et cela sous prétexte que son nom aurait été rayé d'une prétendue liste de professeurs qui serait passée sous les yeux du ministre de l'instruction publique.

pour l'humanité, à propos de crimes dont l'existence même reste insoluble. A ces deux maux, beaucoup trop fréquens, de notre législation actuelle, il n'y a qu'un seul remède : c'est l'expertise préalable, exécutée avec les soins et les moyens de certitude que réclame une opération aussi grave.

Or, qu'est-ce que ceci ? sinon proclamer à haute voix ce principe évident, mais presque toujours oublié dans la pratique de la justice : avant qu'il y ait un accusé, il faut qu'on ait constaté un crime ou un corps de délit (1).

---

(1) J'ai vieilli dans les affaires criminelle ; j'ai vu deux systèmes contraires. Du temps de Chaussier, de Marc, ces hommes, qu'on peut appeler grands, car ils sont morts, voulaient voir le corps du délit avant de juger. Douter, cela ne nuit jamais; mais se prononcer, c'est plus grave.

(*Paroles de M. Michel de Bourges*, Loiret *du* 2 *mars* 1844.)

C'est surtout à l'expertise légale et à ses résultats que le juge d'instruction doit donner ses soins les plus minutieux; car, comme on l'a dit, il y a telles causes qui ne sont réellement que des faits; les témoignages viennent bien ajouter à ces faits quelques éclaircissemens, mais c'est toujours dans une mesure qui doit être sévèrement déterminée par la prudence.

Cette opération, la plus importante de toutes, demande dans le juge d'instruction chargé d'en recevoir le rapport certaines connaissances techniques qui le mettent à même d'apprécier la valeur des déclarations émises par les hommes de la science.

Dans une affaire du genre de la mienne, par exemple, il serait indispensable que le juge d'instruction possédât quelques élémens d'anatomie, afin de mettre la dignité du magistrat à l'abri du reproche d'ignorance. Un tel reproche qui, dans d'autres carrières, intéresserait seulement l'amour-propre et l'avenir de l'individu, devient certes bien plus grave lorsque cette ignorance peut compromettre chaque jour l'honneur et la liberté des citoyens.

Si le fonctionnaire chargé d'éclaircir les élémens de mon procès eût été un homme instruit en médecine légale, il eût puisé dans la lecture du rapport de MM. les experts des doutes énergiques et fondés qui eussent, j'aime à le croire, alarmé sa conscience. Il eût compris tout le vague de cette déclaration : « Les taches dont « nous avons signalé l'existence sur les divers vêtemens qui nous « ont ete représentés *peuvent* provenir du fait d'un avorte-

« ment. » Il eût su que si de telles taches, produits d'écoulemens le plus souvent naturels, peuvent annoncer un avortement, elles *peuvent* très-bien aussi provenir de mille autres causes, et que ce n'est jamais, en bonne justice, sur la possibilité du crime qu'on doit établir la base d'un semblable procès.

Tous les hommes morts *peuvent* avoir été assassinés; tous les enfans qui ne viennent point à terme *peuvent* avoir été victimes de manœuvres abortives; tous les objets qu'on revend *peuvent* avoir été volés. Avec une telle logique, on en viendrait tout droit à cette monomanie de culpabilité qui possède quelques personnes.

Un magistrat pourvu de notions nécessaires eût su en outre qu'aucun des signes physiques sur lesquels on fonde dans les commencemens le témoignage de la grossesse, n'est un signe certain; qu'on les a surpris mille fois en flagrant délit d'erreur, et que l'homme sage doit décidément les abandonner comme une source d'illusions et de jugemens téméraires. Personne, non, personne, ne peut affirmer une grossesse de deux mois et demi comme celle de la fille P***. Ni les pertes de sang, ni la suppression menstruelle, ni le gonflement des mamelles, ni le développement du ventre, ni la dilatation du col utérin ne peuvent apporter sur ce point, comme sur celui de l'avortement aucune révélation infaillible. Aussi tous les hommes graves qui se sont occupés de médecine légale en ont-ils conclu qu'un avortement ne pouvait se prononcer à deux mois et demi que sur l'existence matérielle de l'embryon ou sur les organes lésés de la femme.

Que fait donc ici le juge d'instruction? il profite du doute des experts et de l'impuissance de la médecine pour préjuger un crime dont l'œil humain ne peut retrouver la trace. Lorsque toutes les ressources actuelles de la science échouent contre un mystère impénétrable, il ose franchir ces obstacles et décider, avec l'imprudence de celui qui ignore, qu'il doit y avoir eu avortement.

En vérité, on reste confondu devant une telle conclusion. Il était admis jusqu'ici, dans les idées que les hommes se font de la justice, un fait immense et souverain, c'est que le doute était toujours acquis à l'avantage de l'accusé. Ici le contraire a lieu, le doute tourne au profit du parquet, qui continue envers l'accusé les rigueurs d'une procédure incroyable.

Lorsque je dis *doute*, je m'explique d'ailleurs avec une modestie extrême; car l'absence des pièces à certitude créait en ma faveur non un doute, mais une entière et complète justification. Voilà ce qu'un magistrat éclairé eût compris. Il eût su qu'en médecine légale toutes les preuves anatomiques ou chimiques de délit manquant, la matière du procès manquait, et qu'il fallait arrêter cette affaire à l'expertise.

Ces fautes commises à mon préjudice m'amènent donc à cette conclusion générale : il devrait y avoir au parquet des hommes chargés d'éclaircir certaines causes, suivant la nature de leurs moyens et de leurs études. La pratique du code ne suffit pas. L'homme promu à de telles fonctions devrait posséder des connaissances relatives à l'ordre de crimes ou de délits qu'il entreprend d'instruire. Il devrait même peut-être avoir subi auparavant des examens publics sur ces matières. Par ce moyen on écarterait des premières démarches de la justice cette ignorance source de tant d'erreurs, qui s'entête souvent à contre-sens, et qui prend dans l'amour-propre de l'individu une assurance aveugle et fatale (1).

Je ne reviendrai pas ici sur les autres devoirs du magistrat instructeur; on a dû les deviner, à mesure que le récit de mes tribulations s'est déroulé sous les yeux du lecteur.

A quoi pensent ces messieurs de reculer vers les apparences

---

(1) Lisez les *Débats* du 9 novembre 1841.

rigides et barbares du moyen-âge ? Croient-ils franchement ajouter par là quelque caractère à leur autorité ? Il y aurait de la folie. Aujourd'hui, tous les prestiges sont tombés ; on respecte les fonctions publiques pour les services qu'elles rendent et non pour la robe plus ou moins noire dans laquelle on les enveloppe. Que la justice soit digne, qu'elle soit intelligente et forte, qu'elle commande par ses bienfaits, par ses lumières, par sa gravité, qu'elle s'élève à la hauteur des idées de notre siècle, et elle n'aura plus besoin alors de froncer le sourcil comme un pédagogue morne qui, à défaut de meilleurs moyens, veut réduire des écoliers par la sévérité de son visage.

Les fautes commises par le juge d'instruction dans l'exercice de sa charge prennent un caractère d'autant plus alarmant que le jury ne possède pas toujours les connaissances nécessaires pour relever les erreurs d'expertise ou de procédure que contient l'acte d'accusation.

Loin de moi, certes, l'intention d'attaquer ici la grande et utile institution du jury : personnellement, j'ai trop à me louer de la sagesse d'une de ses délibérations pour les décliner ; je remercie les nobles et sincères citoyens qui ont eu envers moi le courage de la justice.

Il faut, en effet, de nos jours, presque du courage pour être juste en face des instigations néfastes du ministère public ; il faut du caractère et de la droiture pour résister aux influences d'une accusation qui se présente entourée de toute la pompe de l'autorité, tandis qu'il ne reste à la défense désarmée qu'un banc de bois, un gendarme et le sentiment de son droit.

Mais tout en accordant au jury en général les qualités éminentes qui se sont rencontrées en lui au moment de mon procès, je dois, dans l'intérêt de la justice et de la vérité, dévoiler ici toute ma pensée.

Il y avait notamment dans mon affaire, toute de médecine légale, certains points difficiles et délicats, au-dessus, je ne dirai pas de l'intelligence, mais des connaissances familières au jury. Nul n'est obligé à tout savoir. On peut être un très-bon commerçant et un parfait citoyen, sans avoir jamais fait d'études obstétricales. Il y aurait de la folie à exiger d'un jury mobile, sans cesse renouvelé et composé d'hommes hétérogènes, les notions anatomiques, nécessaires pourtant dans une semblable cause.

Malgré toute la peine que je me suis donnée pour être clair, il a dû y avoir dans mes démonstrations certains détails étrangers à mes auditeurs, qui n'ont pas rencontré en eux les élémens et les études nécessaires pour se faire comprendre dans tout leur jour. Où donc le jury a-t-il puisé alors sa conviction? Dans sa conscience, dans ce bon sens naturel aux hommes instruits et droits, qui leur fait distinguer instinctivement le vrai du faux. Mais les lumières fournies par cet instinct sont-elles toujours infaillibles? Peut-on de bonne foi admettre en fait que l'esprit humain ne s'égarera jamais en suivant la route que lui tracent ces étincelles vagues et flottantes? Et ne vaudrait-il pas mieux substituer à ces lueurs incertaines le flambeau brillant et immobile de la science?

Ces questions nous amènent en pratique à une solution encore éloignée peut-être, mais inévitable, celle de l'établissement d'un jury spécial qui connaîtrait des délits relatifs au cercle de ses connaissances.

Je repousse l'intention ridicule et absurde qu'on pourrait me prêter par erreur de vouloir humilier le jury; en décidant avec les simples lumières de la raison, et en décidant juste, il a fait preuve d'une intelligence particulière : mais je ne crois pas qu'on puisse généraliser ce fait au point d'espérer de tous les jurys en France le même discernement. Je prétends que ce sens du vrai, que cet instinct du juste peuvent s'égarer, s'ils ne sont pas en outre dirigés par le fil conducteur de la science.

Or, comme je l'ai dit, la science ne peut ni ne doit appartenir à tous, chacun étant entraîné par des capacités diverses vers des carrières différentes. Il ne suffit pas de payer contribution pour décider avec connaissance de cause en matière d'avortement.

Je propose alors de recourir à un moyen bien simple qui, sans exclure les jurés actuels de leurs fonctions, les organiserait de manière à les mettre au tribunal sur leur terrain naturel. Faites juger les commerçans par des commerçans, les hommes de lettres en matière de presse par des hommes de lettres, les médecins en fait d'avortement ou d'empoisonnement par des médecins; enfin placez chaque juré de manière à ce qu'il puisse décider dans un cas aussi grave, non-seulement avec sa conscience, non-seulement avec son bon sens, mais encore avec les connaissances spéciales qu'il possède.

Si le jury qui a prononcé sur mon sort eût été composé de docteurs, nul doute qu'il n'eût été encore frappé bien autrement que le mien des vices de l'instruction, de la nullité de l'expertise comme moyen judiciaire, du peu de fondement de l'accusation, étayée tout entière sur un misérable doute inadmissible en fait comme en droit.

L'accusation contre moi n'était soutenable que devant un jury instruit sans doute des connaissances du monde, mais ignorant par état des faits anatomiques sur lesquels reposait cependant comme sur une base tout l'édifice de mon procès.

Et puis j'ai bien moins en vue dans cet écrit une justification qui m'est acquise que l'intérêt général des citoyens; je voudrais les prémunir tous, quelle que soit leur classe, contre les décisions téméraires d'un jury toujours de bonne foi, mais souvent aveugle, qui décide sur les intérêts ou la liberté de ses semblables, sans avoir en lui-même les élémens d'un jugement équitable.

Si j'en appelle ici à mon propre témoignage, j'avouerai qu'il me serait souvent fort difficile de trancher en justice certaines questions de commerce fort délicates, comme je refuse également aux commerçans le droit de décider toujours avec une parfaite connaissance de cause certains points de médecine légale.

Un jury composé d'hommes de la science relèverait en outre les erreurs qui auraient pu échapper au juge d'instruction et aux experts eux-mêmes, lesquelles erreurs restent toujours sans contrôle. Si l'accusé entreprend de les combattre, il le fait avec des armes tellement désavantageuses et des raisons si inintelligibles pour ses auditeurs qu'en vérité il lui est très-difficile de se faire rendre justice. Il est d'ailleurs naturel en pareil cas de tenir sa conscience sur la défensive et de n'accorder aux démonstrations de l'accusé qu'une bonne foi rebelle.

Pour peu qu'un homme connu dans la science vienne encore ajouter au rapport des experts l'autorité de son nom, cela crée contre le prévenu un précédent énorme et souverain qu'il est presque impossible de détruire, quand bien même ce précédent ne serait qu'une de ces erreurs pompeuses dont tout l'éclat et la consistance résident dans le fanatisme d'une réputation imméritée.

Nous avons eu trop d'exemples de ces faits pour les révoquer en doute.

Si je résume les idées qui me sont venues sur une question si importante, je trouverai que pour juger certaines causes il faut des connaissances spéciales ; ces connaissances ne peuvent être familières à tous les hommes, je crois qu'il est bon de choisir le jury en pareil cas parmi les individus qui les possèdent. Cette mesure, loin d'atténuer ou de détruire en rien la grande et majestueuse institution du jury, dont je suis certes bien éloigné de nier les bienfaits dans un gouvernement comme le nôtre, ne ferait au contraire que la consolider, en lui fournissant la somme de lumières dont elle a besoin pour juger certaines causes ténébreuses. Cette sanction éclairée rendrait les juges d'instruction plus réservés sur les pour-suites à exercer contre les individus dénoncés à leur ministère par des bruits trompeurs. Dans cet homme où les tribunaux actuels ne voient qu'un innocent, un aréopage de savans verrait peut-être une victime.

Il me reste à examiner les suites du procès ; c'est ici que notre législation offre des lacunes profondes. Nous réclamons au nom de l'humanité une attention sérieuse pour nous suivre sur ce terrain négligé par la justice.

Si l'accusé est reconnu coupable, on l'envoie subir sa peine, rien de plus simple ; si au contraire il est innocent, la loi ordonne de l'élargir. C'est ici que la loi semble oublier au détriment du prévenu les élémens de droit naturel à tous les hommes (1).

Tout dommage entraine en droit une réparation ; or, je demande de quel nom appeler le trouble porté dans la famille par l'arrestation préventive, la suspension des travaux, la perte de la liberté ; ce sont de vrais dommages, les plus grands qu'un individu puisse subir, ou je ne m'y connais pas ; or, la justice, qui consacre souvent des réparations énormes et excessives pour de minces dommages, n'a rien prévu pour ceux qui résultent de ses erreurs. Elle a profité de sa position ; c'est de l'égoïsme.

---

(1) Il y a un tiers des accusés acquitté. Et il ne faut pas dire que c'est impunité, que ce sont des acquittemens qu'on n'aurait pas dû prononcer. *L'innocence est présumée jusqu'à la condamnation*, à plus forte raison, après l'acquittement. On ne peut pas dire qu'il y a eu mauvais jugement et disputer à l'accusé le bénéfice de la déclaration de son innocence.

(Paroles de M. Romiguières à la séance de la chambre des pairs du 19 mai 1843.)

Dira-t-on qu'en ouvrant les verroux à l'innocent, la justice répare le mal qui lui a été fait? En vérité, il y aurait de la folie ou de la mauvaise foi. Je commence par battre un homme dans la rue, un homme que je soupçonne de m'avoir nui; convaincu d'erreur par les témoins et les juges du fait, je m'arrête; dira-t-on que cet homme n'a plus de droit sur moi, et qu'en suspendant mes mauvais traitemens je les ai réparés? Il en est de même pourtant des rigueurs de la prévention; les cesser devant un verdict des tribunaux, ce n'est ni satisfaire aux idées qu'on se fait généralement du droit, ni revenir sur le mal commis; il y a toujours un passé qui crie vengeance.

Tant que les erreurs du ministère public seront impunies, tant qu'elles n'entraîneront ni pour l'accusé reconnu innocent ni pour sa famille une réparation légale équivalente au tort matériel qui lui a été fait, il ne faudra point parler de justice en France. Ce mot ne réveille en effet un sens raisonnable qu'autant que l'autorité exécutive accepte la responsabilité de ses actes. Autrement ce n'est pas de la justice, c'est de l'arbitraire.

Tout homme acquitté par les tribunaux et conséquemment arrêté à tort devrait donc avoir droit d'obtenir une somme proportionnée à la longueur de sa détention et à la nature de ses intérêts lésés. Tant que la justice n'aura point satisfait à cette condition du droit naturel, la mise en liberté du prévenu ne sera qu'un nouvel acte mauvais, plus coupable et plus tyrannique mille fois que la prévention arbitraire; car à l'odieux d'une telle mesure se joint ici le sentiment de l'innocence reconnue (1).

---

(1) Maintenant que nous savons que un sur trois est acquitté, quelle réparation la société peut-elle offrir à ce tiers des accusés acquitté, pour le dommage qu'il a souffert? Quelle réparation à celui qui a vu son honneur compromis, sa famille dans les larmes, sa personne enfermée

Oui, il est temps de le proclamer tête haute : la justice est rede-vable envers moi ; elle me doit une réparation pour le dommage que ses poursuites ont apporté dans ma famille, dans mes travaux, dans ma position sociale ; aucune loi ne m'autorise à lui revendi-quer ces arrérages; mais tout le monde trouvera dans sa conscience le sentiment d'un pareil droit. Si le code ne contient rien de sem-blable, c'est, comme je l'ai dit plus haut, qu'une lacune existe entre le ministère public et la société.

Tant que le dommage porté à mes intérêts par les actes du mini-stère public n'aura point été réparé, je continuerai de croire la jus-tice en défaut ; je lui supposerai même le besoin d'une loi qui calme sur ce point ses scrupules et les inquiétudes de sa con-science, car tout prévenu sorti absous de ses mains, après les muti-lations et les mauvais traitemens qu'elle lui a fait subir, doit être pour elle presque le sujet d'un remords.

Cependant le tort fait au prévenu est double et demande consé-quemment une double réparation ; le dommage matériel peut s'évaluer par de l'argent; mais à côté de celui-là il y a le dommage moral, qui exige une autre sorte de compensation.

Il n'y a pas eu en effet que des intérêts lésés; la réputation de l'accusé a été blessée aux endroits sensibles; sa vie a été interrogée sans ménagemens ; on a nié sa conscience en lui imputant un fait de nature douteuse et criminelle ; enfin toutes les flétrissures que la loi autorise on les lui a provisoirement appliquées, depuis la

---

dans des cachots, sa fortune perdue par les frais de détention et de dé-fense? Quelle réparation? Aucune. La société est impuissante pour ré-parer le mal. Proclamer son innocence, voilà tout ce qu'elle apporte à un accusé que, dans l'intérêt de la société, on a emprisonné, traduit sur les bancs des cours d'assises.

(*Paroles de M. Romiguières à la séance de la chambre des pairs du* 19 *mai* 1843.)

prison jusqu'au banc de la cour d'assises. Croit-on qu'il suffise ensuite de retirer ces flétrissures de sa personne, comme on lève des sceaux sur des objets suspectés de vol ou d'assassinat ? Non ; la marque reste.

C'est un tort ; mais cela est. L'homme en butte pendant quelque temps aux soupçons du ministère public reste, même après son acquittement, frappé d'un signe aux yeux de ses concitoyens. Il est du devoir de la justice de faire cesser ce préjugé barbare. Elle doit à l'accusé reconnu innocent, non-seulement une somme qui répare les désastres survenus dans ses affaires pendant sa captivité, mais elle lui doit encore une grande et solennelle réhabilitation qui le remette en jouissance de l'estime publique.

Quand donc la justice humaine ressemblera-t-elle à la justice divine, qui ne laisse rien à effacer sur les consciences qu'elle a visitées ? Pourquoi cette peine qui résiste en quelque sorte à l'acquittement, et dont la funeste influence s'étend après le jugement rendu, jusque sur l'avenir, pour le compromettre et le souiller ! pourquoi la justice tient-elle à être une chose flétrissante dont le contact laisse une tache éternelle ?

Ce triste monopole d'infamie qu'elle possède seule dans les temps modernes est le plus monstrueux des abus, comme le plus dur des despotismes. Quoi ! un juge d'instruction a pouvoir de ternir un homme en le faisant arrêter ! En vérité c'est inimaginable, et il faudrait reculer vers des siècles bien barbares pour retrouver quelque chose de pareil !

Au lieu de chercher à entretenir dans les masses un préjugé si contraire à l'équité, on devrait au contraire s'occuper d'étendre le cercle des rémissions sociales; au lieu de laisser un blâme et l'ombre d'une tache sur les fronts innocens que la justice avait accusés par mégarde, il faudrait même laver les taches réelles sur les fronts repentans qui demandent à rentrer dans la grande famille.

La justice actuelle agit envers le prévenu comme Dieu dans la Bible envers Caïn : après lui avoir fait grâce de la vie, elle le marque au front d'un signe perfide et elle l'envoie ainsi promener sur un monde soupçonneux sa marche errante et fugitive: *eris vagus et profugus super terram.*

Mais nous n'en sommes plus au Dieu des Juifs; il faut marcher avec l'humanité qui marche! Nous en sommes au Dieu des chrétiens, à celui qui purifie même le coupable quand le coupable revient à lui ; celui-là ne marque plus de signe éternel de réprobation le front même du meurtrier ; à plus forte raison ne saurait-il souffrir qu'on profanât celui de l'innocent.

Toute accusation démentie par les tribunaux devient une calomnie véritable. Le mauvais proverbe trivial, qui n'admet pas de fumée sans feu, a servi de prétexte et d'excuse à tous les préjugés sinistres exploités par l'intérêt de quelques envieux, contre es prévenus soustraits par les tribunaux à la vengeance du ministère public. Il est temps d'en faire justice. Le moment est venu de déclarer souverain le verdict du jury, quand il acquitte aussi bien que quand il condamne. Le moment est même venu de se réjouir devant ces acquittemens heureux qui déchargent la conscience publique d'un crime, et qui remettent un membre de la société en possession de tous ses droits civils.

L'estime est un de ces droits rendus à l'accusé par les bénéfices du jugement; nul n'a le droit de le lui soustraire , sans pécher lui-même contre l'équité. APRÈS UN VERDICT D'ACQUITTEMENT IL N'Y A PLUS DE COUPABLE QUE L'ACCUSATION.

Réhabilitez le prévenu acquitté par ses juges naturels; rendez-le à ses droits et à ses fonctions publiques après l'avoir rendu aux honneurs d'une réhabilitation véritable; ne souffrez plus , JE VOUS LE DEMANDE POUR L'HONNEUR DE LA JUSTICE , ces soupçons tardifs et ces doutes illicites , encouragés trop souvent par certains magistrats, qui tendent à remettre sans cesse en question le verdict des tribunaux. Démolissez dans nos mœurs ce vieil échafaudage ombrageux que l'activité des ennemis, des envieux et des traîtres tend toujours à élever sur la tête de l'homme tombé entre les mains de la justice. Lavez vous-même la tache que vous avez imprimée à tort et imprudemment sur la tête de l'innocent; pansez la blessure que vous avez témérairement ouverte; séchez les larmes que vous avez cruellement et inutilement arrachées à sa famille.

Non, il ne suffit pas à la justice de s'abstenir et de se laver les mains pour être innocente du sang du juste; il faut encore qu'elle veille sur sa victime pour l'empêcher d'être immolée par les passions haineuses de la multitude. Autrement, elle ressemble à Pilate qui, lui aussi, s'est lavé les mains; mais le sang ne laisse pas de marque sur ces mains égoïstes et pusillanimes qui n'ont pas eu le courage de leur devoir.

L'acquittement sans la réhabilitation publique, loin d'être pour l'accusé une victoire de l'innocence sur la calomnie, devient au contraire pour lui une véritable défaite; il périt sous son triomphe et sous les ruines de l'accusation écroulée, comme ces hardis matelots qui demeurent ensevelis sous l'explosion de leur navire.

Au nom de l'humanité, je demande donc que les prévenus, relevés par un jugement de leur suspension civile, soient également réintégrés dans tous les avantages dus à une conscience justifiée. Je le demande moins pour moi que pour les innombrables victimes de notre législation. Je ne suis ici que le cuivre de la trompette; ils en sont le souffle.

La justice crie : Vengeance !

La religion dit : Miséricorde !

Je dirai moi : RÉHABILITATION !

Voilà le mot que la justice doit adopter si elle ne veut point périr dans les ténèbres froides d'un passé mort.

Réhabilitation de l'innocent d'abord, de l'innocent sur lequel un odieux soupçon a injustement pesé.

Réhabilitation du coupable ensuite, si le coupable est corrigé.

Voilà ce que j'ai cru découvrir au fond de la mer orageuse où j'ai été subitement précipité; comme les plongeurs qui reviennent du fond de l'abîme une perle fine dans la main, je rapporte à mes concitoyens une idée qui n'est pas seulement un trésor de miséricorde et de pardon, mais qui sera avant tout un progrès acquis à l'humanité.

A l'avenir, on n'osera plus dire à un homme, avec un ton de reproche : Vous avez été prévenu! car ce sera lui dire: La société a été injuste envers vous, et elle vous doit une réparation morale d'autant plus grande que ses soupçons ont été vis-à-vis de vous plus comminatoires.

On n'osera plus lui soumettre la proposition d'abandonner ses charges et ses fonctions publiques; car ce serait déclarer que les tribunaux se sont trompés à son égard, et nul n'a ce droit dans un gouvernement libre.

On n'osera plus l'engager à se retirer des associations scientifiques qu'il cultive par état; car ces mêmes associations n'auront le droit de voir en lui qu'un innocent frappé un instant par mégarde, qu'un confrère rendu à la dignité de la science, et autour duquel ils doivent tous s'unir pour assurer sa victoire devant l'opinion publique, après l'avoir aidée devant les tribunaux.

La justice ne sera pas un mot incomplet ou vide de sens; à côté du glaive qui frappe, elle tiendra le rameau mystérieux qui guérit.

Après le terrible mot : « Je t'accuse! » elle prononcera cette formule pacifique : « Je te réhabilite dans tous tes droits de citoyen, droits qui ont été injustement suspendus. La société a eu tort envers toi ; elle te doit un intérêt tout particulier. En te recevant de nouveau elle a des obligations à remplir et des maux à réparer. Rentre donc dans son sein avec confiance. »

La lutte du tribunal terminée, le prévenu n'aura point alors une nouvelle lutte à subir avec le public et avec ses confrères, lutte pénible, sourde, incessante, qui remet tout en question à chaque instant et qui fait demander si nous vivons vraiment dans une société ou dans une horde confuse de sauvages sans justice, où chacun est arbitre et où les tribunaux ne sont rien.

Finissons-en avec ces abus qui nous feraient rétrograder jusqu'à l'anarchie ; soyons sévères, mais soyons justes! Punissons l'homme condamné sans le maudire, recevons l'homme acquitté sans l'interroger de nouveau ; nul n'a le droit de venir placer son mot quand la justice a prononcé le sien ; nul n'a le droit de dire OUI, quand elle a dit NON ; les récriminations sourdes contre ses arrêts souverains ne sont que les murmures inconstitutionnels de l'envie ou de la mauvaise foi contre la société tout entière représentée par douze de ses membres.

Or, c'est ici un des grands problèmes sociaux : la rentrée du prévenu dans l'état, dans la famille, et pour ainsi dire dans l'opinion publique après son acquittement. Ce problème ne peut se résoudre ni par la charité chrétienne, qui supposerait quelque chose encore à pardonner, ni par toutes les vieilles formules usées qui supposent dans le prévenu quelque chose d'ineffaçable.

Cherchons la solution de ce problème dans la civilisation même, c'est-à-dire, comme je l'ai déjà énoncé, dans la réintégration parfaite et entière de l'homme.

L'acquittement arrache l'innocent dans certains cas à l'échafaud. Il ne faut pas souffrir que cet acquittement l'expose ensuite et malgré lui à une flétrissure morale qui serait pour lui comme une seconde mort. Ne tuons pas deux fois, c'est bien assez d'un bourreau !

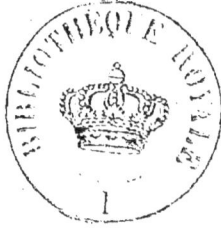

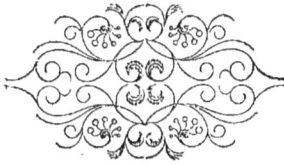

www.ingramcontent.com/pod-product-compliance
Lightning Source LLC
Chambersburg PA
CBHW031123210326
41519CB00047B/4452